CARE

Good Care ,
Good Living

CARE
Good Care ,
Good Living

CARE
Good Care ,
Good Living

CARE

Good Care ,
Good Living

CARE
Good Care,
Good Living

care 12
成功老化

作者：陳亮恭
責任編輯：劉鈴慧
美術設計：何萍萍
法律顧問：董安丹律師、顧慕堯律師
出 版 者：大塊文化出版股份有限公司
　　　　　台北市10550南京東路四段25號11樓
　　　　　www.locuspublishing.com
讀者服務專線：0800-006689
TEL：(02)87123898　FAX：(02)87123897
郵撥帳號：18955675
戶　　名：大塊文化出版股份有限公司

總 經 銷：大和書報圖書股份有限公司
地　　址：新北市新莊區五工五路2號
　　　　　TEL：(02)89902588 (代表號)　FAX：(02)22901658

排　　版：辰皓國際出版製作有限公司
製　　版：瑞豐實業股份有限公司

初版一刷：2011年9月
初版二刷：2017年12月
定　　價：新台幣220元
ISBN：978-986-213-273-9
Printed in Taiwan

成功老化

作者：陳亮恭

目錄

序

當熟年來敲門

林芳郁 / 台北榮民總醫院院長

「生活功能」是測量老年人健康狀況最重要的工具，而不要僅看疾病的發生，更不要把老化相關的症狀，過度詮釋為各種疾病。

人口老化是全世界共同的現象，目前全世界人口平均年齡最高的區域在西歐，而人口老化速度最快的區域在亞洲。以歐洲的經驗看來，人口老化多半與經濟發展、公共衛生改善、醫療照護提升同時發生，是一個社會整體的轉變。

民眾看待老年人與老化的心態也逐漸轉變，然而社會氛圍的轉變，是最需要時間的工程。台灣目前最欠缺的就是這樣的時間來面臨變革。台灣在 2025 年，也就是距離本書出版的 14 年後，老年人口將正式突破 20%，人口結構將與現在的日本相仿。

成功老化，是世界上對於人口高齡化，所提出的突破性觀念：年齡日長的時候，如果能夠維持身體功能、維持心智功能、避免疾病發生並能享受生活，那就是一個成功的老化模式。倘

若能更積極活躍的參與社會，那便可以稱之為「活躍老化」。

　　雖然這些名詞看來籠統，但相當明確的指出了人們在面對老化時候的重要觀念。也與世界衛生組織對於老年人健康的描述相當一致，也就是說，「生活功能」是測量老年人健康狀況最重要的工具，而不要僅看疾病的發生，更不要把老化相關的症狀，過度詮釋為各種疾病。面對疾病的治療，多少也需考量病患的年齡與生活功能，方能提供最有效且符合老年人需求的健康照護。

　　亮恭在這本書中針對「成功老化」的概念，有很深入的敘述，用深入淺出的概念說明，讓讀者能更正向的面對自己的老化。

　　這本書主要切入點非常的具有意義，針對的是 50 歲左右的熟齡族群，因為他們正是許多慢性病的危險因子，逐漸轉變成疾病的關鍵時期。

　　由於工作的關係，這個年齡層的民眾，對於健康的關注應逐漸提升，著重危險因子的介入，進而預防疾病的發生。此外，民眾對於健康檢查的觀念也應有所理解，亮恭將現代的健康檢查描述為「軍備競賽的經濟議題」，是非常有趣的觀念。確實各種健康檢查的產品多如天上繁星，民眾常誤以為只要完成某些簡單的檢查，就可以將所有疾病都檢查清楚，這確實是危險的概念。深信讀者能在亮恭深入淺出敘述中，對於健康檢查有更深入的理解。

亮恭今年獲選中國時報 60 年社慶，針對我國各行各業所遴選的「台灣潛力一百」，該項甄選鎖定國內 40 歲以內的各行各業菁英，請他們談談自己與未來這除了代表他本身的努力之外，也代表社會對於人口高齡化的議題已相當重視，亮恭肩上的責任也更重了。

我常在各個場合推薦亮恭在高齡醫學發展的成就，近 5 年來他就發表了八十餘篇的國際醫學論文，還寫了幾本書，他的精力充沛著實令人印象深刻。但更重要的是他發展高齡醫學的使命感，在創造「高齡友善健康照護體系」（age-friendly healthcare system）上相當的努力，而他這本書針對熟齡的讀者，更是深化預防醫學的概念，相當值得推薦。

老態龍鍾，是這麼來的

石曜堂 / 台灣醫務管理學會理事長

自從德意志帝國的宰相俾斯麥，在一百多年前規定公務員須於 65 歲退休，輾轉的定義出了老年人的歲數。

一百多年過去了，人類的平均壽命由當時的近 70 歲而目標突破 80，顯見所謂的「老年人」，在這兩個時代中應具有迥然不同的意義。

因此如何面對老化，便成為了國家社會與個人的重大議題。台灣人口老化的速度高居世界第一，快速老化的社會現象將是世界上一段獨特的歷史，這段歷史中的點點滴滴都是值得記載的見證。

亮恭在本書中深入淺出的介紹了「成功老化」的概念，更針對五十歲左右的熟齡族群提出建議，這是非常正確的切入點。

對於如何維持老化過程中的身心功能，亮恭有相當深入的敘述與建議，也是針對「成功老化」的具體實現。尤其是提到維持身心功能的部分，體能健康一般大家都會注意到，但心智部分，卻往往被大家所忽略。

亮恭針對「肌少症」有相當篇幅的敘述，這是一個近一二

十年內產生的觀念，一個令人感到振奮的醫學進展。骨骼肌質量與力量的降低是老化過程當中相當關鍵的現象，也與所謂的「老態龍鍾」有相當直接的關聯，而不同於一般的器官老化，肌少症是可能可以積極改善的現象，這樣的抗老化治療潛能令人感到振奮。

認識亮恭是偶然的機緣，他在許多國內外的研討會上報告他的研究成果與理念，是一個非常令人感動的年輕人。他對醫療照護體系，以及人口老化的相關議題，有非常深入的研究，許多觀念也讓我非常的感佩，以他的年齡與歷練，能夠對於醫療照護以及照護體系具有如此宏觀的看法，著實不易，也是一個值得推薦的年輕學者，這本書的內容也當然值得細細品味。

成功老化的關鍵

陳亮恭　自序

世界衛生組織的建議：希望大家可以維持身體功能、維持心智功能、避免疾病以及享受生活，這樣，就可以成功老化。

從事高齡醫學的發展，轉眼也六七年了，很多時候會覺得病人很可惜，如果早些年，能夠先多懂些預防保健、或是對於老化的認識，可能許多病況並不會發生。

在高齡醫學中心實際照護的病患，年紀多在八九十歲。醫療上當然需要特殊的照顧服務方式，特殊的預防保健策略更不可少。常遇到很關心自己健康的老人家，拿著每年的健康檢查報告，十分在意每一項數值的變化，固然很多是與正常老化有關所造成的，但也有不少病情是在熟年期便可加以預防和警覺的。

熟齡這個階段，大部分的朋友沒有時間或精神關心自己，等到了退休年齡，雖然有了時間可以多關心自己，但有不少狀況都已經產生，令身為醫師的我頗為感慨，所以衍生出寫這本書的動機，希望能傳遞給熟齡階段的讀者們，一些真正疼惜健

康的概念。

　　尤其是面對健康檢查的選擇與解讀報告時，能夠多一點認識；也希望這個階段的朋友，可以積極的從事適齡適量、促進和維護健康的各種活動。我們可能改變不了我們的體質，但是可以藉由健康的生活習慣養成，改變我們疾病發生的時間，讓身心的健康同步成功老化。

　　世界衛生組織提倡「成功老化」理論的架構中，是有可以具體實現的部分，這是過去比較少被提及的關鍵。全世界一起面臨人類壽命越來越長，衍生出疾病也越多樣化；針對這不可逆的老化結果，在所關注的問題中，很重要的是：心智功能和身體功能的退化；這裡面包括了失智症、腦中風與憂鬱症的防治。

　　失智症的防治，是目前全世界非常關注的健康議題，可惜國內做得較少，不僅對於失智的診斷與治療還不足，更欠缺整體性的社區防治策略。而熟齡的讀者朋友，除了要關心自己的父母之外，也必須注意自己的狀況，多從事腦力激盪、思考等的自我鍛鍊，整天無所事事閒晃，未必是「享清福」。

　　維持身體功能的部分，應側重骨關節與肌肉的健康，過去針對「骨質疏鬆」與「退化性關節炎」，雖然談得很多，但是有一個與之相關的全新議題，日漸受到重視，大家也不可輕忽，就是「肌少症」。

　　顧名思義此症就是，骨骼肌的減少與力量的衰退，這對我

們的腰痠背痛，有著極大的影響，是近年全世界醫界相當熱門的議題。與許多疾病不同的是，「肌少症」是一個可以積極介入改善病情的；並非像過去許多的疾病，等到診斷確定後，幾乎少有方法可以扭轉，但「肌少症」是可以有效的改善與預防，這也是某種角度、很實際的的抗老化，相當值得重視與積極處理。

這本書的完成相當辛苦，因為近年來的工作負擔已經非常大，幾乎也沒辦法騰出時間撰寫健康書，大塊文化的劉小姐多次造訪，展現出很大的誠意，才讓這本書能夠成功面世。希望這本書提供的訊息，能夠讓讀者朋友，得到較為科學化的養生概念，也讓步入高齡化社會的大家，人人都能夠成功老化，安享天年。

第一章

老來，想擁有
什麼樣的生活品質

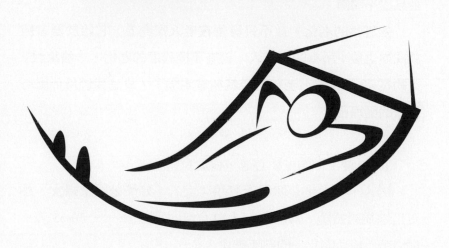

老化的過程，從嬰兒出生的那一天，便開始悄悄的進行，並且從不間斷。

　　生理性的老化，並不只發生在老人家身上，它始於器官組織成熟之後；所有的成年人，都有不同程度的老化，一般來說，大約在 40 歲左右，老化現象就相當明顯了，只是我們用什麼心態去面對而已。

　　40-50 歲，你的主要心思，會放在哪？

　　男人，多半是在職場上打拚；女人，如果是職業婦女，那更是蠟燭兩頭燒，真的少有人會有空閒管這個—— 50-65 歲，關係著「成功老化」的熟年健康！

　　不把熟年健康當回事，等到了 65 歲，進入老年歲月，身體就會跟你快意恩仇算總帳。雖然現在的平均壽命延長許多，想活個七老八十、甚至破九十，也不是難事。但重點是，老來，你想擁有什麼樣的生活品質？

　　如果用 50 歲來界定一個人健康的分水嶺，以慢性病的發病年齡來說，男女有別。以相同的健康風險來講，男性大約是 40

歲，女性開始大概是 50 歲。不是說就開始「有病了」，而是開始有一些體能狀況與檢查數值，逐漸出現異常。

比如說，在同樣的生活習慣之下，膽固醇可能開始高、血糖開始高，整體來講，男女都一樣。但心血管疾病的風險，男女大概相差 10 年。男性大概自 40 歲起，慢性病發病曲線慢慢開始往上走，發病率開始增加；女生大概是 50 歲開始，在更年期之後，健康風險便明顯上升。

通常在這個階段，大概都是所有的慢性病剛開始有一點點徵兆、或是沒徵兆。也因為如此，很少人會覺得自己受到老化的影響，所以談到這個問題，都會先從什麼是「老」開始講起。

現在大家所謂的老，多半是指身分證上的的年齡，叫做「日曆年齡」（chronological age），不是真正的「生物年齡」（biological age）。這兩個有所差別，有一個很容易懂的講法，就是說：你現在年齡，大概相當於「幾歲時」的健康。

什麼時候開始感受到老

雖然世界上對於老年人有一個明確的定義，但是一般人對於年老的感受卻因人而異，一般人對於年老最常見的感受可能始於外觀，開始長白頭髮、有皺紋、體態的改變。以男生來說，可能在工作上開始發現，慢慢的體力沒有那麼好、容易疲倦、沒有辦法熬夜、應酬喝酒也容易醉了，或者很多人是在性

行為的部分，覺得自己好像不一樣、退步了。

　　身體各個器官的老化，大都是從二三十歲就開始，但你不會有感覺，以肺功能來講，最好的頂點可能會落在 25 歲，過 25 歲之後開始逐年往下降，但是那不會造成疾病；除非你抽菸，抽菸會加速肺部的退化。只是退化的程度，對個人來講，可能是無感的。

　　一個人各方面生理機能最頂點的時候，大約是在二三十歲，然後開始一路下降，是無感的、悄悄進行的，這種退步跟疾病無關。老化的速度通常都很慢，只有一個系統的退化速度最明顯，就是女性的生殖系統，通常女性朋友在年近 50 歲，會逐漸感到體能、精神狀態的下降，而在更年期的短短幾年內，生殖功能會停頓。

　　大部分器官退化都是緩慢的，所以老的感覺往往跟器官退化，有時不是那麼直接的關係。應該說，老的感覺常常是比較主觀的，跟你的器官退化到什麼程度，並沒有直接的關聯。無可諱言的是，慢性病真的就在四、五十歲這個階段開始增加，談疾病的預防，在這個階段就十分關鍵。

　　以膽固醇過高為例子，重點並不在於單純的檢驗數值高低，因為膽固醇是心血管疾病的一個危險因子，重點在於長期膽固醇過高的情況之下，心血管疾病發生的狀況。因此，我們應該幾歲去介入治療？所以，重點在於考量年齡與整體健康風險的關聯性。相同的膽固醇檢測值，在不同年齡層與不同心血

管風險族群間有不同的影響，對於疾病發病的風險也不同，所以以前的健康狀況，不見得可以反應現在與未來的健康。

醫界過去較少依據年齡制定治療與用藥的準則，近年來有人提議，年齡必須是疾病治療與用藥的重要考量；不僅僅是因為年齡而必須調整用藥劑量，連用藥的選擇和治療的標準都必須要調整。由於老的感覺是很主觀的，所以個人自己的心態滿重要。而影響到健康的變化，有幾個因素：

基因

有一些疾病會受家族遺傳因素影響，會在不同年齡出現不同的影響，有很多慢性病，大概就在熟齡這個年紀開始發病。

醫師能夠做的事情，是先幫忙做比較好的預防保健，延緩發病，雖然有時候無法完全避免發病，但只要能延緩疾病的發生，對於健康便是相當正面的影響。因此，對於某些慢性病的發生，有時不必過於驚恐，只要能做好健康管理，依然能夠在老年時期具有優質的生活品質。

環境因素

基因跟環境之間其實是有廣泛互動性的，許多基因的表現會受到環境因素影響，也就是說如果能減少環境因素的危害，加強預防、保健生活，基因的表現不見得是一成不變的，所以同樣是具有糖尿病家族病史的家庭，每個人最後發病與否的狀

況不一，嚴重程度也不一。

生活型態

個人的生活型態很重要，最關鍵的就是「個別化」的預防保健策略。

預防保健服務，根據美國預防保健特別工作小組的定義將之分為「定期健檢」、「健康諮詢」、「疫苗注射」、「預防性藥物」等作為。

通常在熟年這個階段，會有很多人開始在做健檢，一般建議在 40 歲之後，必須接受定期健檢。台灣健保會鼓勵民眾從 40歲開始，每 3 年做一次免費健檢，40 歲是一個「生物年齡」門檻，開始應該去做這些定期的健康檢查。

但是，健康檢查的內容令人眼花撩亂，檢查項目越多，出現紅字的機會也越高。倘若，一項檢驗出現誤差的機會是 3%，當做了 20 項檢驗之後，只有 54.3% 的機會，這 20 項檢查是完全沒有誤差的，所以，要如何安排健康檢查，實則是門複雜的學問。

健康檢查

坊間健檢五花八門，各項檢驗的噱頭很多，要怎麼分辨健檢結果實際代表的意義呢？可能很多執行健檢的單位，都無法精確的解釋所有檢驗異常項目的實際意義。在 40 歲這個階段，

許多疾病可能會開始出現一些徵兆，可能膽固醇高一點、血糖高一點，但也沒有一項變成明確的疾病，多半都沒有；可是它在累積，日後是會造成疾病的隱患。

不是說健檢完了，領了一堆紅字報告，同事間互相取笑一番，好像就沒事了？健檢本身是要先設定一個目標。我時常告訴要做健檢的民眾：「健檢是種軍備競賽，其實是個經濟議題，而不盡然是個健康議題。」

因為，每個人對於健康的關注程度、與所願意投入檢查的金錢不一，無法用籠統的「全身健檢」來涵蓋。而且每個疾病診斷工具的精確度不一，這一定要讓接受健檢的民眾清楚理解，時下的健檢，其實已淪為「經濟議題」，不再單純是為「了解健康」。因為市場走向，成了「你對健康的了解，在於你願意花多少錢去檢查？」

站在公共衛生的立場，台灣是 2300 萬人口，當然會有研究證據支持政府，站在政府的立場，對於無症狀的健康人而言，糖尿病與膽固醇的檢驗，只需要 3 年做一次，是最符合經濟效益的策略。但某些縣市政府，可以在老人健康檢查中加碼，幫所有無症狀的民眾檢驗「血清甲型胎兒蛋白」，這在實證基礎上沒有依據，完全不具有經濟效益的健檢策略，可是，卻可能是讓民眾感受到政府對於民眾健康的關心。

所以這時候，恐怕也沒有辦法用單純的醫學報告，來論證這個健檢策略的正確性。對一般民眾來講，對於關心健康的

人，可能會覺得：「你跟我講說這只要一年做一次就好，或三年做一次，這樣夠保證我的健康嗎？」

慘的是，公衛的策略，在政府施政上是很關鍵的依據，但對於直接面對民眾的醫師而言，可能很難去跟民眾解釋：「為什麼三年前沒有糖尿病，而三年後卻變成糖尿病？」政府建議的三年一次檢驗，是否允當？對於第一線醫療工作者而言，就變成一場羅生門。

個人健檢要做的程度，跟所謂的公共衛生的政策，沒有絕對關係。政策是政府依照各方面的考量之後，所訂出來的策略，可是民眾選擇健檢要做到的細緻度是滿主觀的。你對健康在意的程度，跟你個人的經濟能力，是相關聯的，所以才說健檢是經濟議題。

不管叫「預防保健」、或是「健康檢查」，現在坊間有很多各式各樣包裝的「套餐」，以各種形式在推動，有的還變成傳銷體系的一環，還可以上電視購物台去銷售，無論是哪一種的健檢，基本上都不脫兩大區塊：

一個是心血管的預防保健。

一個是癌症的預防保健。

以癌症為例子好了，有些觀念，一定要釐清！

癌症，幾乎沒有簡單的篩檢工具

　　癌症長期占國人十大死因的第一名，自然是民眾相當關心的議題，但是現在的疾病診斷工具日新月異，各種癌症檢查工具多到難以數計，究竟哪種策略是最有效的做法呢？

　　過去推薦以肺部的 X 光來篩檢肺癌，但有研究報告指出，雖然 X 光可以篩檢出無症狀的肺癌，但常常已經是第二期以上。雖然說：「無論如何總比第四期才發現好。」但第一期的肺癌治療成效良好，幾乎可以追求「治癒」的目標，所以肺癌篩檢，自然必須以初期癌症為目標，但這樣的目標卻無法以簡單便宜的檢查達成，必須以電腦斷層或是磁振造影才可以。

　　既然花精神、花時間、花了錢去做健檢，當然希望在非常早期就能發現，而且這個早期，是發現到經過治療之後，病是可以「治癒」的。如果說，發現的是不能治癒的「為時已晚」，那又何必多此一舉？

　　早期肺癌，是可以被視為可治癒的疾病。目前肺癌成為國人癌症死亡數一數二的疾病，死亡率這麼高的原因，很大部分因為沒有早期診斷，也就自然無法早期治療，治療結果也就比較不理想。

　　有不少醫生會建議：「如果你在意的是肺癌，你可能要選擇的健檢工具，至少是做個電腦斷層，或是磁振造影這類的工

具，才能夠較為有效的找到 1 公分以下的癌症。」

以國人常見的肝癌來說，肝癌有很明確的危險因子：肝炎、病毒性肝炎（B 肝跟 C 肝）。要預防肝癌，除非說是基因突變，或是黃麴毒素等其他特殊因素所造成，基本上預防的手段，要從 B 肝跟 C 肝著手。只要 B 肝跟 C 肝有定期在追蹤，肝癌就可以早期發現。

國人常見的胃癌，幾乎是沒有辦法不靠胃鏡診斷，胃癌、大腸癌，都是必須靠內視鏡去明確診斷的癌症。腹腔的癌症，對年紀比較大的人，比如說胰臟癌，是較容易被忽略的。一般的健檢，受限費用額度之下，健檢只能做腹部超音波，肚子的超音波，對於胰臟大概最多最多看到三分之二，有一部分的胰臟，是看不到的。

胰臟的位置比較特殊，會躲在腸胃的後面，因為腸胃裡面含有空氣，超音波只要遇到空氣，就不好進行判斷。很多時候胰臟癌，通常因為膽管已經塞住，發生黃疸後才發現，而胰臟癌的死亡率也非常高，主要也是因為診斷工具的限制。

一般人以為會黃疸的原因，是因為肝臟的代謝能力出了問題，比方肝臟衰竭、肝硬化，可是還有另外一種黃疸，叫做「阻塞性」的黃疸。因為膽汁是肝臟製造的，正常的時候會流到膽管，然後在膽囊儲存再排出，進入十二指腸，從腸胃當中排掉，可是因為胰臟在十二指腸頭的那個部分，就把膽汁擋住了，所以會造成阻塞性的黃疸。

病人如果是因為阻塞性的黃疸就醫，往往抽血時，肝功能也有問題，很多人也是因為黃疸而做肝膽方面的檢查，才發現問題出在胰臟。問題是胰臟癌把膽管的管子堵塞了，那當然也可能屬於膽管癌，兩種都有。這跟一般因為肝臟發炎、細胞破壞所造成的黃疸不一樣，但是基本上都是肝膽的問題，都可以從肝膽科的求診中檢查得出來。

早期診斷的意義應該這樣說，如果你今天在意的是癌症預防的話，幾乎沒有什麼簡單的方法，就可以篩檢得出來的。坊間在賣的一些癌症腫瘤指標的套餐健檢，即便是昂貴所費不貲，實質上是沒有意義、是浪費錢的。

癌症腫瘤指標，是用來追蹤不是健檢判讀用

如果個人在意的是癌症篩檢，與其要做的，應該要要求更多的診斷率，能夠告訴你最精確答案的東西。

為什麼癌症指標不能拿來判讀用？
癌症指標是高，也不能跟你講：「一定是癌症！」
癌症指標不高，也不能跟你講：「沒癌症風險。」

大家都聽過一些鬧上媒體的新聞事件：花了大錢，做了腫瘤指標，報告正常；後來發現身體不適，一進醫院檢查，結果

竟然已經是癌症末期。

就學理上來講，教科書上就很明白的說：「癌症腫瘤指標是拿來追蹤癌症治療結果之用」這是很明確的，只有一個腫瘤指標（Prostate specific antigen, PSA），是有公共衛生的證據支持其做為癌症篩檢的工具。

在台灣因為肝病多，大家會常去講「胎兒蛋白」，其實關鍵還是在於個人有沒有肝炎？有沒有肝硬化？也有很多肝癌病患的胎兒蛋白並不高。

肝癌指標檢查重點在於：

當你有 B 肝或 C 肝的時候，定期性的檢查就應該包含：「肝功能」、「胎兒蛋白」跟「超音波」。

單純一般沒事的人，去抽個胎兒蛋白，意義是不大的，也許偶爾你曾聽到：「誰誰誰胎兒蛋白很高，透過這個診斷發現肝癌，一定沒有錯。」可是可能做一千個，才會遇到一個，是不符合經濟效益的。

「腫瘤指標」做什麼用的？是已經被診斷出得了某一種癌症，然後去抽一個這個癌症相關性的指標當基礎；在手術完成之後，去看這腫瘤指標的變化，用來評估治療的成效。比方說，發現本來腫瘤指標比較高，治療之後就降下來了。未來追蹤，發現它又高起來了，就能藉此懷疑，是不是病情復發？

腫瘤指標是拿來追蹤用的，不是拿來診斷用的。坊間有很多的健檢中心，光用這些各種癌症腫瘤指標，動輒收取好幾千塊的費用，其所能夠提供的訊息，是非常非常有限的，更何況其中也有一些「假陽性」，比如大家去抽 CEA，CEA 高之後，就會被建議再多做東、多做西的追加個不停。

　　CEA 是腫瘤指標的一種，滿常見的，肺癌、胃癌、大腸癌、卵巢癌等，CEA 都有可能會高，不巧就是 CEA 牽涉到太多的癌症，會造成後續檢查上的困擾，更何況抽菸的人，本身 CEA 也會高。

　　很多時候，我們遇到一些病人，在健檢中心拿了一個報告：CEA 高！然後就被要求做東做西，做到最後也沒答案，但是就高，健檢中心就告訴你：「CEA 高！」，你就在那邊窮緊張、很緊張到寢食不安、反倒嚇出病來。所以我們要強調，癌症健檢不是那種很簡單，給一個套餐就可以解決的。

　　癌症健檢：

　　是必須要先跟你原本的醫生商量過，就你個人目前的體能評估，哪些項目？是須要特別追蹤的？要做有目標性的檢查，必須做到什麼地步？這才是有意義的。

關於「正子」檢查

現在很流行做「正子掃描」去找癌症，這個部分目前也不是那麼建議。不是它不準，正子在找細胞代謝的異常是相當準確的，但也是「正子掃描」最大的困擾。

> **正子檢查找「細胞代謝的異常」是指：**
>
> **看的是細胞層次，不是看什麼腫瘤 1 公分、2 公分大小；正子看的是細胞代謝是否正常，藉此判斷病灶惡性與否。**

正子檢查的缺點是什麼呢？因為敏感，那尤其是用在肝臟，因為肝臟是新陳代謝、醣分儲存很多的地方，在肝臟很容易會出現假陽性。會產生報告顯示受檢者在肝臟的代謝不正常，然後就會有很多人這個做完以後，又去做電腦斷層、做核磁共振、做血管攝影……等等，但實際上卻看不到可見的病灶。

有很多時候正子的問題出在這裡，比如說報告顯示出，肺部某一個地方有一個可疑「代謝性的異常」，可是現有其他的診斷工具，卻是看不到的，那又不可能動個手術，以防萬一的就把它給全切了吧？

健檢目的，有沒有後續的治療可以配合

當你去做健檢的時候，不是只講究報告夠不夠多樣化？準不準？還要去考慮的是，萬一有問題發生，後面有沒有什麼完整的治療可以配合？所以一個最好的、最完整的健檢策略應該是什麼？在健檢之前，應有一個專業醫師，先和你一起做兩件事情：

健康風險評估

每一個人的家族、遺傳，或是生活習慣、環境、個人的健康的狀態，都有不同的風險，所以最完整的，應該是先做一個健康風險評估。評估完了，大概知道應該有什麼問題，哪一個方面的疾病風險是比較高的，然後安排合適的工具。

比如說，因為家族的關係，可能大腸癌的風險很高，這時候去驗個「大便潛血」，或許不足以解決你的疑慮，因為家族病史的關係，是須要做到「大腸鏡」的地步。因此你便知道，在健康風險評估方面，要選擇什麼樣適當的工具，來滿足你對健康的要求。

有了這個合適的工具，不是越貴越好，不是好像聽起來越神奇越好，而是要去考量，萬一真的診斷出什麼毛病來，跟後面的治療有沒有相關？

健檢的風險評估，很多健檢中心採取的策略就是：「軍備競賽！」我什麼東西都有，我跟客戶講我能做多少項，強調的是健檢中心能端出多豐富的菜色！可是那些項目可能對受檢者來講，不是依照你個人做的風險評估。

　　理論上健檢應該是這麼做的：從家族分析，你家有多少人高血壓、糖尿病……輸入你的指標，像身高、體重、有什麼病史、有沒有抽菸……就會看到你未來發生某個疾病的風險是多高？從這裡面可以計算出來，對你將來影響健康最大的風險是什麼？可能是抽菸、可能是高血壓、可能是什麼……並據此來安排檢驗。

　　從台灣醫生專科的背景來看，專門針對預防保健的就是家醫科，其他科別醫生的訓練，是針對一般專科疾病的治療跟診斷。台灣又比較特殊，是什麼科醫生都可以去開醫院、診所，所以診所會有很多種。民眾如果想做比較明確的健康風險評估，先找家醫科，經過風險評估之後，然後由家醫科轉介去看某一個科別，是不容易出錯的。

　　國外是真的是有「量身訂做」的健檢，如果個人已知有些風險很高的疾病，花再多錢追蹤都值得做，有些則不太需要的。在台灣健檢的套餐，你明明就好端端的沒事，也沒有危險性行為，幹嘛每年都要驗梅毒？已經是 B 肝、B 型肝炎了，已經知道你是 B 型肝炎，要去追蹤的，應該是胎兒蛋白或是超音波檢查。

可是每一年都抽一次 B 肝的表面抗原，意義何在呢？大部分健檢受限套裝，沒有辦法更動，很多人是做不到理想的、該有的健檢。

我的建議通常都會是這樣：

　　找一個有訓練背景的家醫科的醫生，去決定你目前最需要做的是哪些項目？

　　當然在市場上的產品，可能沒有辦法全自由選擇，起碼可以知道優先順序，哪一些問題應該要先做，即便費用是高的，也應該要做。

假設家族的大腸癌風險很強，就不要指望說，只驗一個糞便潛血就好了，因為即便這麼做，也安不了你的心，因為詳細健檢是自費的一個商品；是看民眾願意為自己健康，花多少錢的問題。

40 歲以上成人，可以使用健保的預防保健項目，但問題出在項目可能不如期待，健保健檢，是站在全民的立場去考慮的，所以能做的項目就是肝腎功能、膽固醇、血脂肪、血糖、驗尿、貧血、血小板數量等這些項目，高低密度膽固醇並沒有包括。血糖、膽固醇、血脂肪檢驗，則是給一些訊息，提醒民眾接下來，要再做什麼預防或治療。

健保的成人健檢，目前是完全沒有針對癌症進行篩檢，所以國健局最近又在推國人常見的幾大癌症：乳癌、子宮頸癌、口腔癌與大腸癌的篩檢。

政府補助的癌症篩檢及對象

政府補助的癌症篩檢	對象
乳房攝影檢查	45-69 歲婦女 40-44 歲二等親曾有乳癌婦女
子宮頸抹片檢查	30 歲以上婦女
口腔黏膜檢查	30 歲以上嚼檳榔（含戒檳榔者）或吸菸民眾
糞便潛血檢查	50-69 歲民眾

資料來源：衛生署國民健康局

　　目前政府在推的這些癌症篩檢，與一般成人健檢的目的不同，但還算普及與實際。

　　健檢的目的是早期發現與早期治療，所以健檢的結果一定跟治療有相關，健檢單位的選擇，要考量的是要有後續治療的能力。

　　因為這是連在一起的事，如果在某一家醫院健檢，有問題再去另外一家醫院就診，實在是有點浪費時間，可能某些項目，須要再重做。我在門診時，遇到非常多民眾拿著健檢報告來找我作解釋，不禁讓我懷疑：「很多坊間的健檢中心，是不是

只專注於做檢驗，而沒有好好的跟民眾解釋，如何進行健康管理呢？」

後續的治療

正子造影，有一段時間是非常熱門的健檢項目，因為號稱「可以找出早期的癌症」。正子造影可以找出有代謝異常的細胞，不過，所謂的代謝異常不一定是癌細胞，還要搭配其他工具來判斷。

如果檢查找出來一些沒有辦法判斷的「疑似病因」，臨床上不可能因為這樣的不明原因，就把那個器官給切了！所以那會造成治療上的問題。

現在正子一般來說，該建議在什麼時候做？以肺癌為例，在電腦斷層上看到一個病灶，不是很確定良性或惡性，那去做一個正子，看看這病灶本身細胞代謝有沒有問題？這是合理的策略，判斷它是良性或惡性？接下來好怎麼安排進行後續療程。

如果完全就沒來由的，去做一個正子造影出來的東西，在臨床上來看，有時反而造成困擾。所以對於正子造影而言，不見得是最適當的健檢策略。

光是癌症這個部分的篩檢，就已經有很多的問題，當然也有簡單好做的，很便宜、不麻煩，就可以很準的達到檢查效果，比如說子宮頸癌。

子宮頸抹片，是可以相當早期發現並診斷子宮頸癌的，可以把很早期的病灶找出來。用最貴的核磁共振，或用什麼昂貴儀器去做，都要等到子宮頸癌大到一定的大小，才看得到。而子宮頸抹片可以看到很早期的細胞，所以婦女朋友還是要定期做。

一般市面推的健檢，假使你擔心的是癌症，若做一個全身的核磁共振，然後必須再加上胃鏡、大腸鏡，女性加子宮頸抹片與乳房攝影，就已經相當足夠；因為腸胃是中空型的器官，在核磁共振之下是不容易診斷的。核磁共振最大的好處，是在那些實心的那些器官，平常不好診斷的，就完全都看得到，而且小於 1 公分左右的病灶，核磁共振都可以看得到。癌病變若單純就 1 公分左右，可算是早期，非常容易符合治癒的目標。

妳，為什麼不耐餓了

很多女性朋友，會在 35 歲以後的輕熟年，似乎把太多的注意力放在醫學美容、塑身減重、整修外表的部分；屬於內在的身心健康，幾乎是常被忽略。

糖尿病對女性的殺傷力

國人十大死因當中，幾乎每一個都是男性比女性高，只有糖尿病，是女性比男性高，為什麼？

流行病學研究發現女性糖尿病，在 50 歲之後大幅上升，因為更年期之後的身體組成會改變，新陳代謝速率會改變，就變成會覺得：「我以前這樣子過生活也沒怎麼樣，可是過了 50 歲這個階段，就好像什麼事都不對勁了。」

有些婦女血糖開始不正常，越來越高，糖尿病發生機率也越來越高。依照美國的資料來看：女性在更年期之前，跟男性的心血管疾病的比例是 1:6，就是平均有 6 個男性，才有 1 個是女性。50 歲之後的 10 年間，那個比例上升到 3:2（3 個男性就 2 個女性），從男女比 6:1 到 3:2，這是四倍的上升，50 歲之後，10 年間女性糖尿病大幅上升的問題，很值得注意！

唯一能夠改善健康的只有運動、飲食

現在已經不鼓勵使用女性荷爾蒙了，女性在接近 50 歲前後，唯一能夠改善身體健康的只有兩件事情：運動跟飲食！因為只有運動，能夠有效的去維持新陳代謝速率。很多婆婆媽媽就會問：「怎麼運動法？每天做家事累得很，算不算運動？」

家事做得很累算不算運動

做家事某些程度上算是運動，可是對於去做運動、做「體適能」的部分有點不夠。所謂的體適能談的，是心肺功能、肌耐力、柔軟度、平衡感。家事是做得很累，也算能量的消耗，可是可能沒有達到心肺功能的提升。

對整體健康比較有幫助的運動，是那一種會喘、會累的運動，比如說跑步、游泳。或許妳也聽過 333 的運動原則：每周 3 次，每次 30 分鐘，然後運動的強度要到 130 下的心跳，333 就代表這 3 樣事情。每周 3 次是頻率，每次 30 分鐘是運動時間的長短，然後心跳到 130 下這代表強度。也就是說談運動，要提升心肺功能，和兼顧肌耐力、柔軟度、平衡感這三項。

現在變 533 了，就是頻率要增加，問題是一個禮拜 5 次妳會算，每次要 30 分鐘妳也會算，心跳呢？我們不可能在運動時還同步測量脈搏，130 下心跳大概是什麼感覺？就是稍微會喘，可是沒有上氣不接下氣那麼激烈。

醫生會建議說：「妳應該去運動，不管是用什麼方式，走路或是快步走，這樣子的運動頻率，要有一點會喘的那種感覺，要能夠維持 30 分鐘。」其實不容易！

可是這樣子做運動，才能夠有效提升心肺功能、肌耐力。所以才是真的達到有氧和消耗能量的運動。通常如果指望運動能帶來好處，都要差不多做到這樣，才會有明顯的運動前、運動後差別。

有人就會說：「一次運動要 30 分鐘，很難，我做不到。」

目前的建議是可以拆開來做，一天一次做不到 30 分鐘，可以拆成兩段完成，就是 15 分鐘；拆三段 10 分鐘就有點效果不好了。目前的文獻指出，一次運動至少要 10 分鐘以上，至少強度要維持能夠到 10 分鐘以上，才會開始用掉真正想要消耗掉的

熱量，持續提升到心肺的功能。

　　意思是指要真的進入有氧運動，而不是短時間的激烈運動，那是無氧運動，沒有耗損掉熱量，因為無氧運動比的是爆發力，並不是比肌耐力、心肺功能，所以這兩個不同，目的上不同，真正的有效運動，要做到這種程度。

飲食基本概念：計算「總熱量」、「少量多餐」

　　飲食要有一個觀念，很多人說：「我怕胖這個不要吃，那個不要吃。」其實沒有特殊的疾病，以預防保健來講的話，第一個基本的概念是「總熱量」，要會計算一整天下來，吃進多少總熱量？

　　假設妳是一天幾乎沒有什麼活動量，就很基本的生活作息，那一天基本的熱量，是體重乘以 30 大卡，比如說，60 公斤的人，就是 1800 大卡。但是如果用最嚴格的標準，照說體重應該是用「理想體重」計算，但若用現有的體重去算，然後乘 30，就是現在每天進出熱量是平衡的。

　　用理想體重計算，的確會有難度，幾乎很難吃東西，熱量很少，除非幾乎整天「靜態」生活不活動。一般人還是會跑來跑去多少都會活動到，上下班、做家事、上街購物……所以熱量須求是可以往上加，因為這個跟活動量有關。

　　大概知道控制一個總熱量之後，第二個原則是「少量多餐」。尤其是女性，50 歲以後，會聽到很多人的描述，是這樣

講：「我怎麼變得都不能餓？一餓手就會發抖、冒冷汗！」像低血糖症狀對不對？可是她又沒有糖尿病，也沒有服用降血糖的藥物，糖尿病檢查她是正常的。這便是非常非常初期，要走入糖尿病的徵兆。

這是「胰島素的耐受性」不好！

正常的身體吃了東西後，經過消化吸收後，血糖便自然上升；這時候胰島素會跟著分泌，把血糖一直控制在一個正常的範圍，然後血糖降下來後，胰島素就會跟著降下來，本來是配合很好的。可是假設妳的體質在轉變，變成是比較有「胰島素的抗性」，會發現說吃完飯，血糖上升，胰臟要製造更多的胰島素，才能把血糖降得下來。

但是因為還沒成病，血糖還是可以降得下來，一般的空腹血糖檢驗起來，還是在正常範圍，血糖沒有超出糖尿病的標準，可是已經要分泌的胰島素量，比本來更大。時間一拉長就會發現，飯後三四個小時之後，反而因為之前分泌較多的胰島素，而導致血糖降低。因為前面刺激分泌的量太大，導致差不多下一餐的餐前，會產生所謂的「餐前低血糖」；一餓了就會發抖，其實原因在於前一頓，因為胰島素的新陳代謝、阻抗的問題，必須製造更多的胰島素來應付。

這是已經是慢慢在往糖尿病的體質移動，在這情況下，去做檢查，報告出來是正常的：「沒有糖尿病」，這是熟年女性非常常見的困擾。有很多婆婆媽媽面對這個問題，因為怕「一餓

手就會發抖、冒冷汗」的不舒服，受不了，就多少吃點東西，雖然知道這樣一直多少吃點，總熱量都超過了。

改善胰島素的阻抗，有兩個解決辦法：

一、靠運動。

二、少量多餐。

如果妳吃的量一大，那要製造更多的胰島素讓血糖降下來，這更多的胰島素一製造下來之後，造成下一餐的餐前低血糖機會就更高。維持少量多餐，不要一次讓胰臟製造出這麼多的胰島素，血糖就可以比較平穩。

所以要少量多餐，控制總熱量，去運動，就是對糖尿病的一個預防的策略，尤其是已經開始出現這些徵兆的女性朋友，這些人可能驗起來血都是正常的，更容易有所忽略，而惹病上身還不自知。

第二章

腰也痠來背也痛

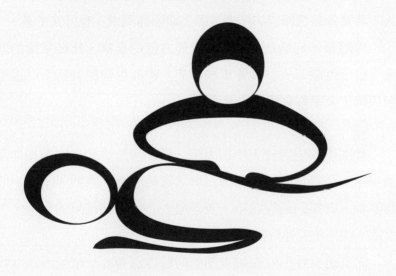

一般人以為說，需要長期照顧的，是中風或是失智的病人，其實骨骼相關疾病所造成的長期照顧需求，也非常的高。

伴隨著年紀增加，談到的骨骼方面的疾病，比較常講的就是「退化性關節炎」、「骨質疏鬆症」和其併發的骨折；而這兩個疾病，大家會有很多的混淆。

骨關節疾病對於人年紀大了之後，所造成的失能與長期照護需求，一直是很大的區塊，但常常被忽略。在熟年階段，即將要步入老年的過程當中，要怎麼去防範這個結果的發生，男女都一樣，不能掉以輕心。

尤其是女性朋友在這方面的問題特別多，一來是因為女性更年期的關係，會使骨質流失的速度加快；另外則是女性不只在骨質疏鬆方面，也有研究指出，更年期之後女性關節的退化部分也一樣加速進展，若再加上原來的「骨本」又不好，兩者加總起來就是很沉重的負擔。

骨質疏鬆，指的是兩件事：「骨頭的量不足」和「骨質的結構不良」。以脊椎骨當例子，裡面就是有骨頭質量的問題，那個

量夠不夠？可是有時候量是夠的，但是這個人還是會骨折，主要是因為在顯微鏡的切片下面，骨質的那個結構有問題，所以會造成骨折。

退化性關節炎 ≠ 骨質疏鬆

「退化性關節炎」跟「骨質疏鬆」兩個病完全不相同：

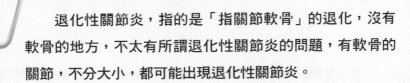

退化性關節炎，指的是「指關節軟骨」的退化，沒有軟骨的地方，不太有所謂退化性關節炎的問題，有軟骨的關節，不分大小，都可能出現退化性關節炎。

正常的關節，有平整的表面，老來退化，加上長期姿勢不對、操勞過度，關節軟骨磨損，當然過胖的體重，也會使關節面受壓迫而受到損傷。

怎麼警覺自己是不是有退化性關節炎了？首先——

※ 體重是否超過標準值？

※ 身材是否腰比臀部還大？

※ 關節部位曾重創受傷過？

※ 工作須長時間站立、行走、或搬運貨物？

※ 爬樓梯或蹲下時，會疼痛、有困難？

※ 清晨起床會有關節僵硬現象？

大家最熟知的不舒服，就是膝關節，再來就如髖關節、肩關節、肘關節。可是類似這樣的關節，也存在身上很多地方，比如說脊椎；脊椎從上到下，每一節相連的那個關節，除了中間有椎間盤之外，上下連結的部分，也都是這種活動量比較小的關節。

女性較常在雙手發生退化現象，手指各關節都僵硬、痠痛甚至腫脹，懷疑是類風濕關節炎，其實很多都是退化性關節炎。一般人提到腰痠背痛，常被隨口誤認成：「是骨刺壓到神經。」這個說法要做一個釐清：

> 骨質疏鬆，本身退化的地方不是在軟骨，是在硬的骨頭，如脊椎骨、大腿骨之類的，而非關節。

拿一般食用的排骨來舉例，大家會容易了解，比較硬的骨頭，是中間有骨髓的那種地方。所謂骨質疏鬆與否，界定測量的，是指外層的硬骨頭與內層的海綿狀骨質。

嚴重的骨質疏鬆之後，隨著程度的不同，連最外層、最硬的那一段，也會越來越薄。所以通常看到典型的骨質疏鬆症病人，最外面那一層硬骨頭變薄，中間也變非常非常的鬆散，常常被形容好像「海砂屋」，正因非常疏鬆，所以很容易就被壓扁。

人是直立的動物，站著在走路的，當骨質疏鬆造成骨頭的

力量不足，撐不住上半身，雖然還是直立的在走路，但什麼東西去承受這個重量？是肌肉，肌肉跟關節，所以這樣子的病人，常常容易造成的症狀，是單純的腰痠背痛，而且那個痛，是來自於肌肉的疲勞，跟加速小關節的退化。

> 單純的骨質疏鬆，所造成的症狀不會有「坐骨神經痛」那種壓到神經的症狀。單純的骨質疏鬆是不會壓迫到神經的；神經有一個固定分布的範圍，最常見不舒服的是痠、痛、麻與無力。

當一個病人跟醫生說：「我腰痠背痛。」

醫生常會反問：「腿有沒有不舒服？」

因為神經是往下走的，腳沒有症狀，大概壓到神經的機率不太大，除非說壓的位置非常非常高。醫生通常會這樣子先去區分；再用 X 光片去看，如果這個病人的骨刺不明顯，單純就是因為骨質疏鬆造成鄰近的肌肉過度疲勞，那痠痛來源是來自於肌肉。

這樣子的病人，長期來講，要先從肌肉疼痛的舒緩開始，第一個目標希望可以把骨質增加，第二個目標希望把肌肉練強壯。有些病人其實是骨刺，骨質疏鬆症狀不明顯，可是他骨刺比較明顯，那骨刺就是退化性的問題。

一分鐘骨質疏鬆風險評估

回答若為「是」，不表示已經罹患骨質疏鬆，而是個人的骨質疏鬆危險因子較多，相對風險較高，建議可依此與專科醫師討論，或至醫院做進一步骨質疏鬆 DXA 檢查：

家族病史

※ 父母曾被診斷有骨鬆或輕微跌倒後骨折…………□是　　□否
※ 父母中一人有駝背狀況……………………………□是　　□否

個人因素

※ 實際年齡超過 40 歲………………………………□是　　□否
※ 成年後是否因為摔倒而造成骨折…………………□是　　□否
※ 是否經常摔倒（去年超過 1 次）或因為身體較虛弱而擔心摔倒……………………………………………………□是　　□否
※ 40 歲後身高是否減少超過 3 公分以上……………□是　　□否
※ 是否體重過輕（BMI 值 <19）……………………□是　　□否
※ 是否曾服用類固醇連續超過 3 個月………………□是　　□否
※ 是否患有類風濕性關節炎…………………………□是　　□否
※ 是否被診斷出有甲狀腺或副甲狀腺過高…………□是　　□否

女性回答題

※ 是否在 45 歲前停經…………………………………□是　□否

※ 除懷孕、更年期或子宮切除後，是否曾停經超過 12 個月

　　……………………………………………………□是　□否

※ 是否在 50 歲前切除卵巢，又沒有服用荷爾蒙補充劑

　　……………………………………………………□是　□否

男性回答題

※ 是否每天飲用超過相當於兩小杯份量的酒（酒精濃度

　　4%=500cc 啤酒、或酒精濃度 12.5%=80cc 紅酒、或酒精濃度

　　40%=50cc 烈酒）…………………………………□是　□否

※ 有長期吸菸或曾吸菸習慣…………………………□是　□否

※ 每天運動量少於 30 分鐘…………………………□是　□否

※ 是否沒食用乳製品又沒服用鈣片…………………□是　□否

※ 每天從事戶外運動少於 10 分鐘，也沒服用維他命 D 補充劑

　　……………………………………………………□是　□否

資料來源：國際骨質疏鬆基金會

壓到神經的，不一定是骨刺

　　脊椎骨上下節間，就靠小關節把它們連結起來，使得脊椎

不會跑掉，可是因為年紀慢慢增長，過度使用的關係，小關節就像膝蓋一樣，反覆的磨損之後，容易造成上、下節的脊椎變得不穩定。小關節連著的部分發炎了，變得比較退化，那人是直立的，又非負那個重量不可，所以當人前後左右移動的時候，若脊椎的關節已經退化不穩，其實是上下脊椎骨互相在摩擦，會使得椎間盤越來越扁，當然椎間盤也因年紀增加，水分越來越少，進而變薄而磨損。

這樣不斷摩擦的結果，邊緣的那個骨刺就會磨出來，甚至於有的時候 X 光上骨刺不明顯，可是在脊椎骨鄰近軟組織像韌帶、肌腱，也被磨得已經增生了。所以有時候壓到神經的，不是骨刺！

很多病人認為：「我這回是骨刺去開刀，開完刀，應該骨刺就會從此不見了。」但並沒有，病人事後會質疑醫師：「怎麼開完之後，X 光看起來，骨刺還在啊？」

> 手術的目標不是去把那個骨刺除掉，因為骨刺只是一個結果，醫師是去處理壓到神經的部分，所以骨刺不見得會不見，清掉沒有壓迫神經的骨刺意義不大，醫師是清掉壓到神經的部分。

往往這類病人，醫師發現當你骨質不好、有小關節的發炎，會腰痠背痛，有點骨刺，代表了脊椎上下節比較不穩定，

導致附近肌肉反覆摩擦，那也會腰痠背痛。但剛剛談的這些，都在「腰痠背痛」，卻沒有所謂「腿的症狀」。等到有出現腿的症狀的時候，就是代表神經可能受到壓迫了，這時候處理方式就不太相同。

韌帶增生手術處理完了之後，有可能再增生，只是機率比較低。因為一個人的關節使用 50 年之後，所造成的磨損，才長出了這些東西。這一次手術很成功，清得很乾淨，病人會說：「這一節，這一輩子應該不會再犯了吧？」但是你去想，這一節用了 50 年，上、下節也是用了 50 年，可能只是上、下節部分，目前還沒有退化到跟手術那節速度一般快。

> 有些病人可能是今年開完這一節，隔兩年又再開下一節，因為通常開完刀之後，那一節算清得很乾淨，可是手術也破壞了一些結構，所以那一節有可能反而沒有那麼穩固，反而加速了上、下節的磨損。

手術比較常遇到的是，單純的骨刺與韌帶增生造成神經的壓迫，當這些韌帶增生，透過手術清得很乾淨後，使得脊椎的支撐力減弱，因為清得很乾淨，使得上下關節變得不穩固，所以有時候過了幾年之後，那一節反而變成滑脫。

雖然這一次清得很乾淨，可是退化還在繼續，即便開刀的時候，病人的關節還算穩定，可是人還在繼續退化中，就會反

覆再磨，到最後還是滑脫掉，造成有時候隔幾年，是這一節反而要去進行內固定。

現在開骨刺手術有時候會提早，不會拖到滑脫的時候，一開始手術可能就必須要內固定，現在有新的骨材，不一定是用傳統的內固定，也許是一個人工的椎間盤把它撐住，一樣可以達到目的。不要說今天開完了這一節，隔幾年，反而就滑脫了，所以現在都用其他的骨材去協助，當然這樣的新技術與骨材，健保不一定有給付。

骨骼保養的作法，除了骨頭以外，也不能忘記肌肉的部分，也就是希望肌肉要練強壯，骨質不要退化。就必須要回推到年輕的時候，因為到年紀真的大了，到了七、八十歲，想要去讓骨本增加或是讓肌肉量與強度增加，是一件相當高難度的事。

從年輕起，除了儲存骨本之外，肌肉一定要練強壯，等老了才想到把肌肉練強壯的重要性，也不是那麼容易能做到的，因為在老化的過程當中，已經面臨了肌肉萎縮的不可逆了。所以回過頭稍微往前推，我們單談骨質疏鬆，什麼時候能夠多加預防？這一輩子是有幾個時間點。

骨本存摺

其實人老化的時間滿早的，有人說 25 歲左右；不同的器

官，有的二三十歲、三十幾歲，就已經到達器官的最高峰，接下來開始往下走、開始退化。骨本差不多也是，就是說可能在25 歲之後，大概骨本不會再增加，開始慢慢的往下降，但是離骨質疏鬆還很遠。

如果在正常的退化速度當中，沒有什麼特別的問題，應該這一輩子逐漸退步，也不見得會變成骨質疏鬆。但骨質疏鬆可以視為是老化的一個必然結果，假設、你要跟年輕的時候去比較，這個老化的過程，一定伴隨著骨質會減少，但並不代表每一個人都會疏鬆到很嚴重的程度。

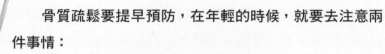

骨質疏鬆要提早預防，在年輕的時候，就要去注意兩件事情：
第一，在年輕的時候要「累積骨本」。
第二，「肌肉訓練」是持續的，是一輩子的終生大事。

當人老了之後，整個器官的質量減少最多的是肌肉，有研究指出骨骼肌的質量從 20 歲到 70 歲之間，一共減少了 40% 的肌肉量，而隨著年齡增加，活動量減少，肌肉的流失也更加劇。

就是整個身體的肌肉，雖然萎縮了，看起來還是正常的人，體重也沒什麼變，但身體的組成變了。人老的過程是伴隨著脂肪增加、水分會減少、肌肉會減少、骨質會減少，這都是

一些不好的結果。

我們希望能夠延緩或甚至反轉這個過程，務必要從二三十歲的時候，甚至更早的時候，就需要累積骨本。累積骨本有幾個做法：

※ 鈣質的攝取。

※ 維他命 D 的補充。

※ 日照。

※ 運動。

在台灣最可能缺的是日照跟運動，我們一直認為台灣地處東南亞，日曬這麼強的地方，怎麼會缺乏日照？可是最近的一些研究，發現亞洲人雖然處在日照強烈的地方，可是因為飲食攝取的問題，其實整體而言維他命 D 是缺乏的。除此之外，台灣長年太陽很強，大家怕曬，所以太陽大的時候不愛出門，非出門不可，就會去做各種防曬，所以日照的量不見得夠。

外國人是先天的關係，或是地理位置因素，特別愛去曬太陽。台灣人看來很好笑，但是因為他們難得有充足的陽光，所以他們會去曬。台灣卻因陽光太大，所以我們盡量在躲，以至於整個加起來，日照的量不見得比外國人多到哪裡去，所以須要陽光轉化的維他命 D 的量，不見得不會出現缺乏的現象。

我們黃種人，對紫外線誘發皮膚癌的問題，已經相對少了，所處地理位置日照強度雖然是比較強的，但只要選對的時間，其實不用去曬太久。不過別包得緊緊的怕曬到，那是完全

曬不到。

維他命 D 的缺乏也不是補充口服的維他命 D 就可以，吃了維他命 D 之後，要轉成活性維他命 D 還有好幾個步驟，最後這一步，是在皮膚經過太陽照過才算有效吸收。

鈣質的攝取

骨質可能過 25 歲要開始流失，盡量把骨本存多一點之外，接下來慢慢就會遇到，如何去在老來減少骨質的退化？有爭議的是說，要不要去吃鈣質？要不要去吃維他命 D？類似說雙磷酸鹽，要不要提前吃等等。

目前為止，吃鈣質沒問題，但是有一些爭議，要釐清一下。坊間傳說：「等年紀慢慢大了，或是女性停經過後，這個鈣質再怎麼吃，也是沒有用的，因為不會被吸收。」這句話算是對的，但只對一半。

女性朋友隨著荷爾蒙的減少，確實鈣質是沒有辦法在吃了以後，轉存到骨頭裡面去，這需要荷爾蒙的協助。可是鈣質，還是值得吃的。理由是隨著老化，身體自然的副甲狀腺素會上升，會有什麼結果？副甲狀腺素增加血鈣，它的功能是把血液當中鈣離子的數字提高，而年紀大了，腸胃功能對鈣質的吸收不好。

如果腸胃道吸收的鈣質很好，副甲狀腺素也功能正常的話，身上的鈣質是維持在一個平衡點的。可是老化的過程，由

於副甲狀腺素開始增加了，增加之後血中的鈣相對會比較高。問題來了，腸胃道吸收的又不夠，沒有足夠的鈣可以吸收，來達到副甲狀腺的要求，那怎麼辦呢？就從身上儲存最多鈣的地方去拿出來，就是從骨頭裡拿。

很多時候，年紀大的人，吃鈣質的目的是什麼？希望藉由去吃，能吃足量，以充分的血液鈣質壓抑副甲狀腺的上升。雖然效率不好，但是有吸收足量鈣進來，吸收之後進入到血液，血液當中的鈣離子，便可以維持在一個比較穩定的狀態之下，就可以去壓抑副甲狀腺素。

因為副甲狀腺素提升血鈣，我們吃了讓它吸收，血鈣夠了，副甲狀腺素反而去壓抑，就不會一直要把骨頭當中的鈣質拿出來用。所以雖然說女性沒有荷爾蒙的鈣質，確實是不足以轉換成骨質，可是卻可以有效的去壓抑骨質的損耗，這是目前全世界都是認為鈣是值得吃的原因之一。

鈣質大家會擔心食用量過高，會增加結石的機會，因此要選擇是鈣質中，某一些容易吸收又比較不容易沉積的鈣。再單純的鈣，都會搭配一個東西，比如說「碳酸」鈣、「草酸」鈣、「檸檬酸」鈣……我們希望要補充鈣質，可是往往又怕會造成沉積，而檸檬酸鈣是可以補充到，又比較少結石風險。

維他命 D 的補充

維他命 D，指的是活性的 D_3！

食物中不容易直接攝取到足量的維他命 D，一般而言，油脂較豐富的魚類如鮪魚和鮭魚等，是含量較高的，若以營養補充品來補充，目前的證據發現適量補充是好的。所謂的適量是指每天補充 400-800 國際單位，適量的補充維他命 D，不僅僅好處在於骨頭，連肌肉都有幫助，但超過這個量似乎可能有害。

適量的補充維他命 D 的人，骨頭比較強壯，肌肉的力量也比較足，跌倒骨折的機會都比較小。但最近幾年有些研究發現，當補充 D_3 的量過高的話，是反效果。所以目前的建議是，鈣質值得吃，D_3 也值得吃，但是 D_3 要適量，不是越多越好。

關於「雙磷酸鹽」，這是一種治療骨質疏鬆的藥物，現在骨質疏鬆的藥，這些年變得比較多種，但絕大多數的藥物，都是已經出現骨質疏鬆了，再給個治療性的藥物，比較少在談預防。在老化部分，熟年階段，幾乎是沒有用到這些在治療性的藥。可是這幾年在美國，有一些新的研究報告，提出一些新的想法，有人把雙磷酸鹽這類藥做臨床試驗，把它提前到還沒有骨質疏鬆階段，在骨質缺乏的階段，經醫師處方，可先行服用。美國發現這藥，臨床試驗提早用在只是骨質疏少、骨量少的這一群病人身上，長期看對骨質還是好，可是裡面有些爭議：

第一、到目前一直有人說，長期的使用雙磷酸鹽類，牙槽的地方容易發炎，容易造成下顎，就是牙齒齒槽有一些壞死，特別是在拔牙的時候。如果有蛀牙，會建議要吃這類藥之前，最好先看過牙科，尤其是有蛀牙在治療當中，需要一些骨頭的

復原能力的時候。這一種病人再去使用雙磷酸鹽藥物，可能使得復原會變慢，容易有壞死的一個現象，但是這是少數。

其次，使用雙磷酸鹽時間一旦過長，反而增加了骨折風險，原因是有一些動物研究，發現所增加的那個骨質，在照骨質密度的時候，骨質好像附在硬骨頭的表面，並不是真正在中間的骨髓，讓脊椎骨中間變強壯了，所以骨頭反而變得很脆，那中心是不扎實的，只是外面變硬了。

這兩年來，有兩個最新的議題在談這一類藥物，一個是發現長期使用雙磷酸鹽這一類的藥，發現這些病人稍微會增加一點骨折的機會，是增加在一個很特別的地方，類似在大腿骨髖關節的部分。不是典型的髖關節骨折的那個部位，斷的地方比較特別，那也是大腿骨骨折的一種。整體來講，假如考量長期使用，對預防真正髖關節骨折、預防脊椎骨折，好處還是大過於這些壞處。

雙磷酸鹽藥物用於已經是骨質疏鬆的病人，有顯著預防骨折的好處，大過於前面講的壞處：牙槽的壞死、比較不典型的髖關節骨折、以及是這兩年發表的文獻，提到吃雙磷酸鹽，食道癌機率會增加一點點。因為吃的時候對食道很不舒服，因此這個藥一個禮拜吃一次，吃完 20 分鐘之內不要躺下，可能這藥對於食道比較刺激，所以刺激久了，會有一些病變，這看法目前也沒有一致。如果要加加減減，把所有的好壞處拿去平衡的話，好處目前還是遠遠大於壞處，這大概是沒什麼爭論的。

若追問提前吃的效益在哪裡？目前醫界感覺上是應該對骨質有幫助，至於是不是因為使用時間拉長，是不是也增加了這些所有副作用的機會？這到目前為止不明確。站在以預防骨質疏鬆保健的立場來看，應該還是停留朝向「吸收足量鈣質、D_3、運動及曬太陽」做起！雙磷酸鹽這類的藥物，到目前可能還是放在確診是骨質疏鬆後的病人來服用，是比較明確的。

骨質疏鬆該著重預防保健，而不是治療

如果確診是骨鬆的話，治療可以稍微積極一點，但目前台灣健保給付對骨鬆的給付，是稍嫌保守的。

骨鬆這病有兩個情況：一個是骨量的減少，一個是結構變得不好，兩者的其中一種都易發生骨折。理論上，我們治療骨鬆的目的，是希望減少骨折。所以說，當一個人已經發生骨折了，脊椎的壓迫性骨折，或者是髖關節骨折，就已經是一個骨質疏鬆的人了，但有可能，去做出來骨密度是正常的，因為病人有可能是屬於骨質結構不好的。

健保局對這類病人目前給付的態度較為保守，因為理論上已經是骨折了。醫師治療骨鬆的目的，就是希望預防骨折，可是對已經發生骨折了的病人，健保可以稍微積極一點去治療，可以預防後續的骨折。

骨鬆的病人還是有可能會產生骨刺，但是機會稍微少一點。所謂骨刺，可能是小關節不穩定一直反覆摩擦，因為骨鬆

的人，骨本已經不太多了，摩擦的結果，邊緣的那個骨刺不見得長得出來，但還是有可能有的。

在做骨密度檢查的時候，常常會說老人家去照腰椎的這個骨密度不準，理由是因為他可能邊緣是有骨刺的，中間是骨鬆，可是我們在算那個骨密度，那個機器的算法是整個脊椎的平均，所以可能會高估了。老人家的骨鬆檢查，骨密度應該去做股骨頸那一段，做脊椎就是可能會因骨刺的關係而不準，邊緣有骨刺，中間是骨鬆，這種情況是可能並存的。

每每談到疾病預防，運動是不可缺的「基本功」，以骨質疏鬆來說，運動可以強化造骨細胞、提高骨密度及骨骼耐受力、促進骨骼血流量。生活中利用機會多走路、少搭電梯，不要彎腰駝背，避免增加骨骼負擔，都是簡易可行的。

　　如果已經有骨質疏鬆跡象，拿重物、搬東西，千萬留意姿勢，慎防傷到脊椎骨。

尤其小心跌倒，即便是在家中，清除走道間不必要的障礙物、改善陰暗光線、在浴室加裝止滑墊等等，都可以預防摔跤於萬一。

肌少症

人年紀大了，肌肉會萎縮，可是在體重的部分，卻可能僅有些微的減輕，那我們該怎麼樣去警覺到，肌肉是不是已經開始萎縮了呢？全球醫界現有一個很熱門的新話題——「肌少症」，意思是說身體肌肉變很少了。

以老人家為例，是整個人明顯看得出來，瘦瘦乾乾小小的。因為老人家不運動，或者就是常常臥床，那當然肌肉流失很快，這可以理解。

可是有些研究發現，即便是一個很認真運動，維持一個很好的生活狀態的人，當你 20 歲跟 70 歲時，大腿骨的肌肉就是不一樣了。換句話說，這肌肉減少似乎是一個老化不可免的現象，可是大家都不希望減少得太快。

肌少型的肥胖

這種人，體重不見得瘦，這類型叫做「肌少型的肥胖」。

現在醫界講肥胖症，已經很少單純去講身體的質量指數了，「身體組成」會帶來更多訊息。

以籃球明星麥可　喬登來說，他只有 3% 的體脂率，那他

BMI 算起來，超重的意義與一般人是不同的，因為真正可能造成心血管風險的是脂肪堆積，麥可　喬登的全身都是肌肉跟骨頭的狀況之下，BMI 對他來講，可能是沒有辦法預測他的健康風險，所以現在很流行要做「身體組成」的檢測。

身體組成以前都只測脂肪，現在談的是肌肉的量，很多女生喜歡去維持體重，維持一個玲瓏有致的體態，所以有的女生就不想把自己練得太強壯，就覺得體態的曲線會不見。可是那個結果常常造成很多女生，即便在年輕的時候，看起來 BMI 是好的，可是她的身體組成脂肪的比例非常高，這種人將來步入中年之後，發福的機率非常、非常的高，她會變成所謂肌少型的肥胖。只是她現在因為年輕，新陳代謝速率還不錯，透過飲食的控制，她可以維持一定的體重，可是她身上的脂肪的比例太高，肌肉很少，年紀一大，就變成肌少型的肥胖。

肌少症

有一種人是整個身體全部都瘦小，那就是肌少症，這幾年有非常多的文獻去討論到肌少症的診斷，基本上認為肌少症，是肌肉量的減少合併與肌肉力量的下降，在肌肉力量下降方面有幾個比較容易測量的方法：

※ 握力：

肌肉力量的測量可以用握力測量，主要是測上肢的力量，也與肌少症有關聯。

※ 走路的速度：

近幾年發現老年人走路速度與長期的死亡率有關，也可預測失智症的發生，是推估肌少症相當簡單好用的方式。

準確測量肌肉量的方法很複雜，但一般的體脂計可以協助你測量出體脂肪，然後從你的體重中測出體脂肪，經過換算後，把脂肪的重量減掉，就得到你身體的淨體重（lean body mass），包括骨頭跟肌肉。這就跟身體組成有密切關聯，可以去看一個人肌肉的量夠不夠，這是目前這幾年非常熱門的話題。

歐洲在 2010 年底針對肌少症的診斷，提出了一個建議，並且與美國進行標準的討論，而日本也在修訂標準，原則是：

---

65 歲以上的人，要去測量走路速度，走 4 公尺，走路的速度如果每秒小於 1 公尺（原本為每秒 0.8 公尺，2011 年將修訂為每秒 1 公尺，而美國與日本也將據此修正），如果走路速度正常，加上握力也正常，便沒有肌少症的問題。

反之，若行走速度或握力的下降，合併有肌肉量不足，就是真的肌少症。

肌少症的診斷是專門針對 65 歲以上的老年人，一般成年人則以測量體適能來得好一些。一個體適能的測量，包含了心肺功能、肌耐力、平衡感與肢體柔軟度等等，例如說：

※ 三分鐘登階測試。

※ 單腳 90 度抬起後，能否單腳站立超過 10 秒鐘？

※ 只坐椅子三分之一，30 秒內能站起來、坐下、站起來、坐下，超過 20 次嗎？

※ 雙手背後相扣，一手從肩後、一手從腰後，若無法相扣而距離小於 10 公分的話，表示你的柔軟度還正常。

※ 2 分鐘內腳抬高至 90 度踏步，能否達到 70-110 次？這就與個人的心肺功能有關了。

在 50-65 歲這階段來測的體適能，有多重目的，不只是評量肌肉，還有心肺功能好不好？肌耐力夠不夠？肌耐力就是承受力量的部分，肌耐力會是一個重點。還包含了柔軟度和平衡感，這些會隨著老化一直往下掉，所以這裡面牽涉到兩件事情：如何去預防？目前世界上的共同做法，只有兩個。

飲食必須選擇優質的蛋白

以前一直覺得說為了減少腎臟負擔，蛋白質的量攝取不要過多，可是蛋白質的量一旦過少之後，肌肉就萎縮得很快，因為人體肌肉的 18%-20% 為蛋白質，可說是蛋白質最大的儲藏庫。所以必須要選擇優質的蛋白，適量的攝取，這個量要抓得很好。目前認為與改善肌少症有關的胺基酸是「亮胺酸」（Leucine）以及其代謝物 HMB，對於改善肌少症相當有幫助。

蛋白質的好壞取決於胺基酸的種類和含量，蛋白質中含有胺基酸比例與人體很接近、容易被吸收利用的便是「優質蛋

白」。要怎麼補充？哪一類食物富含優質蛋白會最好？因個人體質的差異，可以善用各大醫院的營養諮詢解答。一般的醫院都有營養諮詢的門診，營養師一般會做幾件事情：

※ 你的合理的熱量是多少？

※ 應該如何均衡的飲食？種類有哪些？

※ 配合你的疾病狀態，應該增加或減少哪些食物？

營養師會比較能夠給你明確的指示，什麼可以吃？什麼食物的量可以到多少？這是醫師做不到的，醫師多半只能給原則性的建議，營養師可以從烹調方式到菜色菜單，都可以幫病人安排。

用低阻抗運動增加肌肉力量

改善肌少症的策略，還有「低阻抗運動」。

做運動，不是那種要你去喘到不行、累得半死的，才叫「有運動到」。所謂的低阻抗運動，假設你是舉啞鈴，選擇舉輕一點的啞鈴就好，不用拿著要氣喘噓噓的運動，然後一不小心還會造成肌肉拉傷。

低阻抗運動可以非常的輕微，甚至於你真的只要去做推牆壁這樣一個動作，只要有一個低的阻抗，你能負荷得了的才能夠反覆去做。阻抗太高的，比方很重的啞鈴，就算是舉重選手，他也只能一次出賽，舉個兩三次。

低阻抗運動舉的啞鈴，重量比較低，也可以用寶特瓶裝水

來取代，這樣可以簡單方便的養成習慣去做，反覆做反覆練習，慢慢肌肉的力量才能訓練到。否則運動若都是在比爆發力，意義不大。所以當你選擇運動項目時，要先衡量是自己能做得到，才有辦法維持。

最常見的骨關節退化

最常見的退化是在膝蓋、腰，還有女性的雙手。

很多女性到了四、五十歲之後，常常覺得自己是不是得了類風濕關節炎？那個感覺上很像。早上起來，手就很僵硬，關節的指節就會痛，然後就開始有點歪曲變形。其實不是，因為女生相較於男生，女生可能在日常生活當中，做家事等操持，她用手的細微動作比較多，所以手指的關節退化得比男生快，看起來很像類風濕性關節炎，其實不是，那是退化性關節炎。

軟骨磨損的退化性關節炎

退化性關節炎，因為是軟骨磨損，所以市面上就會延伸出許多「顧關節」的保健產品；按照學理上的說法，葡萄糖胺是軟骨再生的一個原料，理由是說：軟骨磨損了，如果去補充這個營養素，可讓軟骨增生回來。

但是 2011 年有一個滿大規模的英國研究，就直接下了結論：沒效！同時建議英國的健保局，不要再給付這類產品了。

在美國，葡萄糖胺本來就是健康食品，這裡面牽涉到一個議題，什麼是「有效的」？必須對這個效果有明確的定義，才有辦法講。

有一些民眾覺得：「我吃了 XXX 以後，關節比較不痛。」

確實在很早年，這類產品剛上市的時候，有一些臨床試驗的研究，發現說對這些病人而言，他們覺得疼痛有減少，所以算有效。但是，我們真正關心的是：

有沒有減少長期的疼痛？

所謂減少疼痛是有到達顯著的意義？

有減少未來人工關節，需要置換的程度？

能夠增加患者的運動情況？

能夠減緩到患者不用去執行人工關節的手術？

醫界對效果，是必須有定義的。當醫界用比較嚴格的標準去檢驗產品，而不是單純主觀的問病人說：「你覺得有沒有比較好？」遺憾的是大規模研究後，發現這類產品，只有病人主觀覺得有效。

所有參加實驗的病人，若以安慰劑替補這些葡萄糖胺產品，他們也會覺得有效。所以過去報告的效果，是在於比較偏主觀的測量項目，例如：

疼痛有沒有減少？

關節有沒有活動比較靈活點？

就是這些比較主觀的問答，經不起現在大規模追蹤研究。

尤其現在全世界大家都在做這樣深入追蹤，把所有的研究報告彙整起來看，結論是：就醫療效果來講，葡萄糖胺「顧關節」，是沒有效的。

所以當病人問：「我吃 XXX 顧關節，好不好？」

我們的回答是：「沒有壞處，你覺得有效就吃。」

但是要小心一件事情，就是這些藥品，我們都只注意到「葡萄糖胺」那個藥名，可是還都有一些搭配的化學的成分，比如說鈣質，會是碳酸鈣？還是檸檬酸鈣？這個葡萄糖胺是搭鈉離子？還是搭鉀離子？

為什麼會有特別的這個差異，因為發現很多有年紀的人吃這類產品，最早期搭的是鈉離子，很多病人吃著吃著，血壓就高起來了，因為鈉離子過多。之後才改成有的用鉀離子，適量的鉀離子攝取，對心血管、對血壓是好的，但對腎功能不好的人，鉀離子又不能過高，會影響心律不整。

所以，不是單純的只在於你吃什麼「顧關節」，還要仔細去看搭配的成分是什麼？目前這類產品大概已經很少用鈉離子去搭配了，現在比較流行的都是鉀離子了。

鈣質的一天的食用量，因每一個人飲食的習慣是有差異性的，補鈣片算是比較實在，但如果你是喜歡一天吃多種保健營養品的人，攝取量的控制一定要注意。

每一種營養補充品或維他命攝取，每一天都有合理的建議量。比如說水溶性維他命，萬一吃多了，上廁所就排掉也就算

了，問題是脂溶性的比較麻煩，因為排不掉長期會造成中毒的。維他命 A 會中毒，維他命 D 也會中毒，那就比較傷腦筋，因為這些會存在脂肪裡面排不太掉。上了年紀的人偏偏脂肪又比較多，相形之下，這一類的維他命要補充前，還是要問一下醫師妥當些。

如果說四五十歲，開始覺得有須要保養了，吃這些保健食品的時候，要更小心了。因為吃的時間更長，可能吃到七八十歲，累積的時間可能會更長久，所以應該去回顧一下自己的飲食習慣，從飲食著手是最好的，如果飲食是均衡的，大概量的攝取都有，那便是足夠的。

第三章

壓抑，真的會憋出病

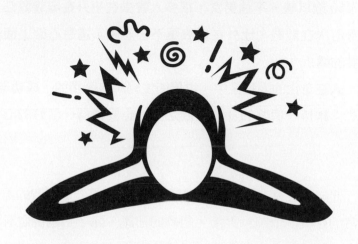

50 歲以後，不論男女，很多人會去在乎外在容貌體態，其實身心內在問題，比外在儀表更不容忽視，這是心態上面一個重要的轉折。

　　人在老化的過程當中，世界衛生組織有所謂的「成功老化」模式：維持一個好的身體功能之外，也要維持一個好的心智功能。

　　要談「抗衰老」，不是單純只有身體的部分，心智的部分也非常的關鍵。依照世界衛生組織的建議，除了這兩個之外，再加上預防疾病並享受生活，這樣的老化，才算是一個成功的一個模式。心智健康的部分，尤其在從中壯年、到熟年預計進入老年的時候，會有幾個方面的衝擊。

　　一般常見的精神病如精神分裂症等，在這個年紀才發病的不多，多半在年紀稍早時就會發病。但是會有相關的問題，比如說，通常在熟年這個階段，會面臨幾個人生的失落，比如：家庭的空巢期、年邁父母的健康問題、職場工作上的瓶頸、或失業問題……處理這些的壓力，有些又不能隨意傾吐，導致身

心調適的障礙，有人會每天一睜開眼睛，憂慮與焦躁便一起上身，甚至恐慌的比例也會上升。

女性在更年期的時候，會有幾個系統的症狀，有一部分是跟精神狀態有關，會變得比較焦慮，包括恐慌症狀的出現。一方面投射出來的是自己身體的不適；另一方面是心理上的一些影響。即便是有從中年慢慢過度到老年的認知，心智的健康，對老來生活的後座力、或殺傷力，還是要有所預防。

心智健康，說的是情緒部分與認知功能的問題。情緒的部分，必須先要注意到在中年的那種失落與困境，就像大家說的，出社會之後，開始接的紅帖越來越多，然後慢慢自己變成證婚人、主婚人，然後慢慢開始有白帖，白帖越來越多，甚至開始多過紅帖了。

這是人生經歷，比起過去，孩子大了，不在身邊了，工作上沒有適當的舞台去發揮，如果萬一又失業，重新覓職就業的辛苦，或是喪親使家庭結構改變……若再加上個人健康的變化，尤其是女性，這一段時間會經歷更年期的過程，會因心理狀態，而影響了身體的表現，很難體會自己是因為壓力的問題、或是憂鬱、或是焦慮情況，所投射出來的身體不適。

身心症

緊張、憂鬱、壓抑，久而久之，身體和心理都出現一些莫

名的症狀，這樣的不舒服，讓人不斷的遊走各科檢查，卻找不出實際致病的病理原因，醫界將這統稱為「身心症」。

很多熟年的人，會因身心症來求醫，前前後後已經看了非常多的醫生，卻無法解除頭昏、頭痛、胸口悶、喘不過氣、快昏倒、這裡痠、那裡痛……醫學上稱做「非特異性」的症狀：就是人一直被很不舒服所困擾，可是看了醫生，在醫生的邏輯之下，基本上都不是什麼太大的醫療問題。這種診斷結果，會讓病人覺得更無助，因為連看醫生都沒法解決他的問題，有些時候，某些醫生一看再看，會建議病人：「去看看精神科吧！」

看門診的醫生，一般來說，如果是內科系的醫生，基本上都沒有經過精神科訓練，雖然對於精神症狀有所認識，但對於建立診斷則較精神科保守，除了精神科以外，具有精神症狀的人最常看的就是家醫科。這種病人其實也禁不起醫師跟他說：「你去看精神科。」病人常常不肯去，覺得醫師放棄他了，感到更難過。

但病人會否認自己有這種「精神」問題，甚至情緒更加反彈不認為是「精神狀況」造成的，覺得自己還是身體上的問題。這是熟年一個常見的型態，要充分的理解，因為在「時光一去不回頭」的過程中，本來就是面對失落比較多。特別是女性在更年期的時候，會比較有憂鬱或焦慮的症狀；傳統上的華人社會，男性跟女性又有一個差異，華人的男性相較於外國人，是傾向於比較不把心事說出來的人，連醫師也難去問出他有沒有

什麼情緒上的壓力？是來自於工作上的？或者是生活上的一些失落？是什麼起因的鬱卒所導致的？

男人的說不出口

在華人的傳統中，會認為男性應該是有強壯的臂膀、是能被依靠的對象，所以他從小被教育要堅強、不容許輕易示弱。哪怕是男性在積鬱悶到極點的時候，要他開口去求援，都不是一件簡單的事情。

研究發現，因為情緒憂鬱，去採取一個比較極端的作法，以自殺來講，女性自殺的機會比男性高，可是男性自殺的成功率大過女性。也就是說女性可能在生活上，會遭遇一些困難、失落，她們的情緒表現出來，可能會有一些比較極端的作為。可是男性比較少採取極端作為，可是他一旦決定了，都是死意甚堅，要執意去做這個動作，而且不留餘地。

對於男性的壓力跟憂鬱的狀態，不是去追那個緊繃的部分，是必須要能夠適當的去處理他自身的情緒問題。憋久了就不單只有情緒問題、壓力問題，現在有很多的研究顯示，身心症的人，容易心肌梗塞、容易中風，容易在心肌梗塞之後，又合併憂鬱的話，死亡率更高！

這些年的研究發現，當一個人處於憂鬱或焦慮的時候，很容易自律神經失調，表現出來的症狀是心悸，然後就會整個人

很緊繃，這裡痠、那裡痛、然後冒汗，感覺上都是這一些好像不太有特異性的症狀。可是有一部分的人，確實是會因為這自律神經的失調，心臟會有心悸的感覺，增加心律不整的機會。倘若本來就有心血管問題的，會因為這個心律不整，而產生新的血栓。當心臟通常規律跳動的時候，不會結成血塊，可是當心臟不規則跳動的時候，血流不是那麼順的時候，容易結塊，很多時候會因為本身壓力，或者是憂鬱的關係，造成心律不整，而誘發心肌梗塞。

> 即便是男性自己自認為，在生活管理上面做得很好，吃的飲食清淡，可是因為情緒管控過於壓抑，出現憂鬱、焦慮或是因為壓力導致的身心症，還是可能因此出現心律不整與心肌梗塞。

有兩個不同的分析角度：

一般都正常人，很明顯的就是憂鬱、焦慮的人，他心肌梗塞或是心血管疾病的機會，比沒有憂鬱的人高。另外一種人，發生心肌梗塞了，然後去追蹤後面的死亡率，發現心肌梗塞過後，有憂鬱的人，死亡率比沒有憂鬱的更高，復發率更高。目前分析起來大因素包括：

心律問題

就是心跳，或是受到自律神經的影響，會心律不整。

血液容易凝結問題

有些研究發現，人們一直覺得憂鬱是心理層面的東西，可是憂鬱的病人，他的血液好像真的也比較容易凝結，再加上心律不整的機會又高，所以血流不太順暢的時候，很容易形成血栓。由此看來憂鬱這件事情，不是單純的心理因素，對生理上是有影響的。

所以很多的男性在熟年這階段，慢慢會有冠狀動脈的疾病，很多時候跟壓力是有關的。國外過勞死個案中 70% 在解剖後發現是死於心血管和腦血管疾病，而且很多人的血壓會因為疲倦跟壓力大而上升。

可是現在觀察到非常多中年男性，常常會去看高血壓門診，說自己血壓有時候高，有時候又不高，起起伏伏控制不好。有時候真的去追蹤下來，會發現他的特色，是他早上不太高（人生理上一天中血壓最高的時間是起床的前後），可是一到下午，過中午之後，開始越來越高，到傍晚之後，還是越來越高，這種人可能就是因為上班時間，所累積的疲累程度，會造成血壓上升，隨著忙碌的程度而飆升。

有時候血壓高是疲倦、壓力所累積

這已經不是正常的生理狀態之下所造成的，這種人他本身血壓會上升、血液變得比較凝結、心律不整的機會比較高，發生心血管疾病跟腦血管疾病的機率自然就會上升。可是他本質上，不見得是一個高血壓病人，當他有適當的休息，或是去度假的時候，血壓是回到正常的。他的血壓高是因為疲倦、壓力所累積所造成，因此就可能會造成一個不好的結果。所以情緒壓力是必須要去關注，這不是單純的心情好不好，是真的會影響到健康。

那同樣事情在女性也一樣會發生，可是男性跟女性會比較大的差別是，因為男性本來先天性血管的風險就比較高，男性大概到 40 歲以上，開始心血管的風險就開始增加了，女性大概要到 50 歲。

男性在中年的時候，疾病發生的機率會比較高，或者說一進入了熟年，一檢查就已經是很難去做疾病的預防，已經發病。有的時候知道這個人高血壓、糖尿病、高血脂……我們會建議做生活習慣控制，或是去用藥，目標就是要治療危險因子，不要讓各個器官的併發症發生。

可是有的時候，當你到了熟年才想到來檢查，會發現這血管已經塞得差不多了，只是沒有完全堵死，因為男性本來就風險比較高，有可能只差還沒有心肌梗塞，但是也八九不離十，已經非常狹窄，發現的時間也太晚了。所以壓力的處理跟管

理，不是單純心情的問題，真的會影響生理的，這是不分男女都有的狀況。

說到過勞死，男性風險特別高一點！

> 過勞死的人，解剖起來，70% 是心血管或腦血管疾病。有的人過去沒有心臟病史、高血壓病史，可能就真的是因為短時間過度的勞累，造成了血壓的上升、心律的不整，然後血液的凝結變得比較明顯，這是屬於壓力、憂鬱、焦慮的被迫承受結果。

女人的安全感確立

台灣相形之下，女性更年期的症狀已經不像外國人的比例那麼高，根據統計，東方人可能只有 30% 的女性，在更年期的過程當中，症狀會形成生活上很大的困擾，其餘的 70% 可能都不會。

所謂的不會，不是完全沒症狀，就是沒有困擾到影響生活這麼大。這 30% 當中的人，更年期的症狀又可分幾大類：

※ 心血管的症狀：

比如說會臉潮紅，潮紅是因為血管擴張了；有的時候會心

悸，而且那種心悸不見得是心律不整，就是覺得心臟跳得比較用力。

※ 屬於自律神經的症狀：

比方說容易冒汗，我們人控制冒汗是自律神經在管。

※ 有一部分會有精神的症狀：

會比較焦慮、憂鬱、情緒不穩定、失眠，甚至於到恐慌症的一個程度。

因為這些症狀的總結，很多時候症狀本身沒有影響那麼大，可是因為搭配上自律神經跟情緒的問題時，會使得症狀被放得很大。

> 可能現在身體的狀況，不適只有 2 分的難過，可是一旦搭配上自律神經跟情緒上面的困擾，會被放大變成 8 分、10 分，所以病人會覺得非常的困擾，看了許多的醫生，醫生答案如果告訴她：「妳沒病啊！」通常是下一個困擾的開始。

因為她覺得人沒有好，看了醫生，醫生卻說：「妳沒有事的。」然後接踵而來的就是遊走醫院：「那我該找哪一科醫生看病才對？」

這個時候反而會造成很多新的困擾，有這些症狀的人，常常往返於各個不同的醫生門診當中，仍然得不到一個「可以放心」

治療出口。除非她真的要找到一個讓她信賴的醫師，或是說得靠自己建立起信心面對，更年期相關的症狀，是需要一些安全感的確立。這個部分，都還是不脫憂鬱跟焦慮的部分有關。

記性的退化

等年紀再稍微大一點，65 歲以上，會去談到失智的問題，目前依照定義，單純的老人失智是 65 歲以上，65 歲以前發生的失智，稱之為「早發型」的失智。

AD-8 極早期失智症篩檢量表

若勾選篩檢量表中的「是，有改變」，代表認為在過去幾年中，有因為「認知功能」、「思考」和「記憶」問題，而導致的改變。

1、判斷能力上的困難：例如落入圈套或騙局、財務上做了不好的決定、買了對受贈者不合宜的禮物。

　　□是，有改變　　　□不是，沒改變　　　□不知道

2、對活動和嗜好的興趣降低。

　　□是，有改變　　　□不是，沒改變　　　□不知道

3、重複相同的問題、故事和陳述。

　　□是，有改變　　　□不是，沒改變　　　□不知道

4、學習使用工具、設備、和小器具上有困難:例如電視遙控器、音響、冷氣設定、洗衣機、熱水器、微波爐、瓦斯爐……

　　□是,有改變　　□不是,沒改變　　□不知道

5、忘記正確年、月、日。

　　□是,有改變　　□不是,沒改變　　□不知道

6、處理複雜的財務有困難:例如收支平衡、報稅、繳費單付帳……

　　□是,有改變　　□不是,沒改變　　□不知道

7、記住約會時間有困難。

　　□是,有改變　　□不是,沒改變　　□不知道

8、有持續的思考和記憶方面問題。

　　□是,有改變　　□不是,沒改變　　□不知道

楊淵韓、劉景寬醫師　譯

失智症的十大警訊

一、記憶減退影響到工作

　　一般人偶爾會忘記開會時間、親朋好友電話、過一會兒或經提醒會再記起來;但失智症患者忘記頻率越來越高,而且即便一再提醒,也無法想得起來。

二、無法勝任原本熟悉的事務

走錯回家的路，家庭主婦不知道如何採買購物、煮飯做菜、對鈔票認知有困難。

三、言語表達出問題

一般人偶爾會想不起某個字或名詞，失智症患者會以替代方式表達詞彙，例如「郵差」是「送信的人」，「窗簾」是「用來遮太陽的」……

四、喪失對時間、地點的概念

失智症患者會搞不清楚年月日、星期幾，在自家附近迷路走失。

五、判斷力變差、警覺性降低

失智症患者開車會出現驚險畫面、過馬路不會看紅綠燈；借錢給陌生人、聽廣告就買大量東西、一次錯吃一周藥量……

六、抽象思考出現困難

對日常生活中常使用的家電，失智症患者無法理解操作，不再會使用提款機等。

七、東西擺放錯亂

失智症患者會將物品錯放不恰當位置，比如水果放進衣櫃、拖鞋藏在被子裡。

八、行為與情緒出現改變

失智症患者情緒轉變較快，改變不一定有理由可了解，會出現異於往常行為，如到商店拿東西不給錢、衣衫不整、隨便亂摸騷擾異性。

九、個性改變

疑心病變重、口不擇言、過度外向、失去自我控制；或凡事冷漠、不言不語。

十、活動及開創力喪失

失智症患者變得更被動、需一再催促誘導才會勉強參與事務，原本喜好的東西也都沒興趣了。

資料來源：台北榮總高齡醫學中心

失智症若是細分，有很多種類型，有「阿茲海默」、「血管型失智」、「路易氏體」的失智……但大部分都是腦子的退化，每一個的病程不一樣，大都是 65 歲以後發病的，65 歲以前發病

的叫早發型，不是沒有機會，只是比較少。

在失智的部分，會發現人在老化的過程當中，伴隨的是記性的一個退化。就是說，哪一些東西，會讓人想到自己是不是失智？有些時候是記性，因為年紀在慢慢老的過程中，短期記憶確實會退化；這是正常人每一個人都會碰到。當然所謂的失智、跟正常老化，一定有個界線，有個診斷標準，是每一個人都會經歷退化的過程。

處理複雜工作的能力下降

有個比較明顯的狀況，是大家一直認為：「我的記憶是不是出了問題？」其實是指同時處理複雜工作的能力下降了。

以前年輕的時候，可能回到家打開電視、看報紙、或是講電話、上網⋯⋯家人在旁跟你說話，沒有一個訊息會遺漏的，你都可以同時處理，就是多重工作的能力很好，不會顧此失彼。可是年紀大了之後，在逐漸退化過程當中，這個能力會喪失，慢慢只能做簡單的工作，開始會覺得：「真的老了，記性不好了，怎麼才跟我講過，就忘了呢？」

忘了的原因，是因為已經退化使得你沒辦法同時處理那麼多事情，可是你還是不自覺的在維持過去的生活型態。比如生活習慣已經定調了，回家一樣就是打開電視、看報紙、打電話⋯⋯可是開始發生，當家人跟你講事情，或者誰跟你才通完電話、談了些什麼？越來越有點記不住了。

大部分的人，都是差不多會在熟年的時候，開始這個現象會越來越明顯，然後就會越來越常掛在嘴邊說：「記不得你有跟我講過……」這也跟個人的生活習慣和忙碌程度有關，如果你本來就屬於日理萬機的人，那確實很容易掛一漏萬。可是很多人會以此來評論：「自己是不是有失智症了？」其實答案是沒有的，但也無可諱言這是一個退化的症狀。

　　本來是個日理萬機的人，在複雜工作處理能力的這個部分，下降速度會比較慢，因為他向來就一直在操練，但是他個人反而感受到的退化更明顯。以前處理事情的能力越好，一旦開始往下降的時候，會增加他變得憂鬱的機會，因為他覺得以前，自己明明就是很行的呀！

　　臨床經驗發現，教育程度越高、處理的事情越多、越複雜、自理能力越好的人，比較經不起這樣子的過程，他可能覺得有一兩項功能開始記不住了、做不好的時候，會覺得非常的挫折。

　　但從醫療角度來說，做任何的失智評估或診斷，他都是健康的，我們都會跟他說：「你是正常，你沒有失智疑慮。」醫學上有一個簡易的認知功能評估的工具，滿分30分，教育程度很好的，26分以上叫做正常，他可能只少1分或2分，在定義上，那是沒問題的。

　　雖然臨床量表上看差個1分或2分，幾乎是不錯的，那其實代表以他個人來講，某一部分的能力是在退步，但是他沒有

病，沒有所謂失智症的診斷。他只是在退步，而這種退步，會
讓當事人感到非常的焦慮跟憂鬱。

> 換句話說，只要意會「退步」是一個正常老化的過程，
> 調整自己的生活步調，把複雜工作簡單化，就可以改變生活
> 的壓力！

年過 50 歲，要意會到正常老化的過程：「我沒有辦法再這
樣同時處理很多事情了。」否則情緒會受影響，當你在憂鬱或焦
慮的時候，注意力會更不集中，別人跟你講的事情，更難記
得。所以會凸顯出「似乎更容易忘記事情？」會變成惡性循環，
可能在退化當中記性越來越不好，也因此變得比較焦慮、憂
鬱，讓你更分心，更記不好，影響就會很大。

預防失智

如何去預防失智，以公衛的策略來說，是去調查失智的危
險因子，發現失智有什麼樣的危險因子？所謂的預防，分成可
預防，和一些是根本不可預防的危險因子，像「基因」，如果父
母都是失智症患者，確實機率滿高，但是基因的部分沒辦法解
決，但是要去做可以解決的事情。以目前來講，發現有一些人
比較不容易失智：

教育程度越高、平常做事情越複雜的人

　　有一個說法是這樣的，我們的腦子被開發的比例是不高的，人的腦子有很多的地方沒有被開發，可是讀的書越多、教育程度越高，平常越是在處理複雜的事，跟教育程度不高、每天處理很單純工作的人相較之下，腦子的開發程度是不同的。因為開發程度不同，假設每一個人在老化的過程當中，所退化的速度都是一樣的，而成天動腦的人，可以退化的本錢是比較多的。

　　假設有一條線為基準，退化到線之下，算失智了，那你腦子被開發的比例，就是你有多少的本錢抗退化衰老。假設大家過了 65 歲，退化速度都是一樣的，那你本來是是分數比較高的，你慢慢退到這一輩子都八、九十歲了，也未必會進入失智。而本來就用腦開發比較少的人，可能退個幾年，便已經進入那個很明顯的失智了。

　　目前能夠做的預防，第一個建議是，假設教育可能沒有辦法再深造了，但是訓練自己平常多用腦，比如多做些以前沒做過，需要學習的事情，很多人會提到打麻將預防失智，目前沒有臨床實證麻將有助於預防失智，因為很多打了一輩子麻將的人，他看到牌型已經可以依照以前的記憶去打，那是接近反射動作，而沒有新的學習；但平常就是要讓自己是多多動腦的，儘量讓你在工作上，不是單純只靠反射、很簡單、不用思考的

在做事情。比較肯動腦的人,未來有比較多的本錢去退化,因為現在開發儲存的能量是比較高。

心血管的風險管控

這些年越來越被重視的發現,不管是阿茲海默症,或者是血管性的失智,心血管的風險對於失智症的發病有很大的關聯。有一類的失智是單純的血管性的失智,是一次一次的小中風,累積起來,一次可能沒感覺,兩次、三次累積久了,就對腦子的傷害到了一個程度,就會表現出來失智的樣子了。

早期大家以為,這種血管性的失智,在實際上的比例是不高的,絕大多數的失智的人,可能都還是老人失智為主。可是現在慢慢覺得絕大部分病人都是混合的,就是在年紀大的過程,完全心血管沒問題的人很少,所以基本上都是退化加上心血管的風險的累積。

老化、退化過程我們沒辦法阻止,基因治療離實用還有段距離,可是心血管的風險是可以阻止的。公共衛生研究發現,糖尿病、體重、運動習慣,都是失智症的危險因子,影響阿茲海默的發病。你如果是糖尿病的體質,要知道如何讓你的糖尿病越慢發病,透過好的飲食跟運動習慣,越慢發病,當然影響的時間就比較短,然後養成規律的運動習慣,像太極拳或其他的有氧運動,都有幫助。

控制心血管疾病風險,有其額外的重要性,許多老人的電

腦斷層或是核磁共振檢查出來,都會發現除了腦部萎縮之外,腦子常常處在一個相對比較缺氧的狀態,在影像學上可以看得出來,血液循環比較不好,倒不是說哪裡塞住了,就可能是血管比較狹窄,循環比較不好,或者是有一些小中風。

血管的因素所增加失智的風險也不少,所以才會說我們現在能夠做的就是整個心血管、腦血管應該是「暢通無阻」的。現在已經不似以前,大家原本認為:「心臟病的預防保健,或是新陳代謝才是老來健康的首當其衝!」現在已經不光是這個問題了,現在是整個心血管、代謝、腦血管與失智的風險,要綜合考量的。

因為影響的層面很廣,應該有一套完整的策略,像日本人的做法,第一件事情就是大量篩檢,有些時候人的功能在退化,記性在退化,沒有去篩檢連自己都不知道。一般人如果本來工作就是很繁雜,就容易會察覺到自己退化,反而比較高危險的,是本來生活就很單純的人,或是說有人照顧得很好的人,生活因為很單純,平常動腦機會就不太多,也看不出他的退化,那麼要觀察的是:

基本生活自理

當人退化下來,試著讓他獨立生活,會發現他好像煮飯、洗衣、打掃、上街買菜、買便當……真的做不到了。

一個平常就處在生活起居被照顧得很好的人,其實會看不

出來，可能要等到哪一天，他連吃飯自己都不太會吃了，你才會發現。那在之前，如果我們早一點可以去觀察，可能他連自己備餐的能力也沒有了，這便是在退化的一個指標過程。可是如果照顧得很好，給他全程呵護，有些時候就會看不到，加上他生活很單純，圈子很小，這樣的老人家，幾乎可以預測他之後的功能退化將會加劇

生活功能操作能力

關於失智，有一些比較生活化的工具去預測，看日常生活功能操作的能力：

> 兩個 M：Money 錢，Medicine 藥物
>
> 兩個 T：Transportation 交通，Telephone 電話。

第一個 M 是 Money，就是平常出門，買東西時的付錢、找錢，錢會不會處理錯？會不會給錯？會不會算錯？會不會忘記付錢的事情，通常在生活上是不太會搞錯的。可是發現當這個人頭腦不行了，錢方面的事，是沒有辦法再處理了。

第二個是藥物 Medicine，這個藥該怎麼吃，記不記得吃藥？一天吃幾次？因為處理藥物也是一件要記住，算相對複雜的事物。

兩個 T，一個是交通 Transportation，發現自己出門，走路

不知道走去哪裡了？公車不會搭了，以前是可以的。那如果平常的生活，很單純、很沒什麼要用腦思索的，出門都有人會帶著，那也永遠不會知道他這部分功能行不行了。

最後一個 T 是電話 Telephone，去回想在以前那個時代，打電話是還滿複雜的，要記得那個電話號碼，然後要認得數字去撥號，但現在有時候電話會設快速鍵，所以會比較難區分，可是這些都是很簡單的日常功能。

這四項當中，有操作不好的，其實未來都是變失智症一個很明顯的一個傾向。所以失智症可能不見得只是記性的問題，有的時候發現得慢，發現得越慢，等到最後警覺到的時候，已經是中、重度了。已經出現精神症狀、行為問題了，才會來求醫，這個時候才診斷有點可惜。

有個三項的記憶測試，會去請病人記得三樣完全不相干的東西，比方說是：紅色、快樂、腳踏車。因為紅色、快樂、腳踏車，一個是顏色，快樂是形容詞，腳踏車是一個實體的物件。會請病人記住，然後隔大概 3 分鐘，再回頭去問他剛剛記憶的三項事物，如果完全記不得、或只記得一項，這個人是失智症的機會很高。

如果三項都記得，是失智症的機率便很低，記得兩項的話，得到失智症的機會一半一半；所以還要再做別的測試，叫做「畫時鐘測試」（clock drawing test），因為阿茲海默的病人，有一個特性，叫做「視覺空間的障礙」（visual spatial deficit），失

智症的病人，在發病時有一個很大特色，第四象限會有缺損。

　　畫時鐘的時候，通常一般人就是那個十字這樣畫出來，12、6、9、3，分配的相對位置應該都沒有問題。可是失智症的病人會把 12，就是 1 到 12 集中在整個右邊到左下角，他沒有辦法排成一個圓圈。是一個很特別的、阿茲海默症的視覺空間的缺陷，就是他視力是好的，可是他空間感對於部分是沒有的。所以很容易把所有的東西，集中在右邊跟左下角這個區域。知道有這個特性，可是要怎麼樣去評判？就是用畫時鐘，因為時鐘是一個四個象限分配很完整的、很均勻的東西。

　　另外像是，請你在一分鐘之內，講出「12 種 4 隻腳的動物」……類似像這種測試，要從你的腦海裡去翻，會發現能夠達成的，或能答對幾個動物的？都跟失智症的風險有關。這些都是一些簡易的評估方法。

　　但是對熟年的人來講，其實反而比較重要的事是預防。當一個人，對三項的記憶測試，有一兩項記不住，再做這個畫時鐘，畫起來有問題，那麼是失智症的機率就很高了。但是這已經進入到屬於比較篩檢的步驟。一般在社區的民眾，很難去做一般真正的這種診斷式的會談，像這種畫時鐘、或是短期的記憶測試。

預防策略，大規模的篩檢

　　預防目前的策略，還是大規模的篩檢，應該要去做篩檢，

雖然大部分可能沒問題。可是有個事情不要忘記,就是憂鬱,情緒的部分,會影響認知功能的表現。如果我跟你講一件事情,你根本記不得,你可能根本沒在聽。憂鬱的人會這樣子,因為根本沒在聽,就不會形成記憶。所以醫界會說:「憂鬱症叫做假性失智。」

一個病人若同時這並存憂鬱與失智,一定要先治療憂鬱。憂鬱的人,常常就是活在自己的世界裡面,外界任何想要做什麼測試去考他,他根本不願意配合,那永遠測試不出來一個所以然。把憂鬱先處理好之後,再去評估他的失智是不是好了?

對於 50、60 歲的這群人來講,情緒上的問題會比較多。人生開始經歷的失落會越來越多的那個過程,情緒的因素,確實會加重心血管疾病發病的風險。然後失智的部分也會因為這樣而增加,而且開始慢慢在走上退化明顯的這個過程,一些自我保健,特別是心血管方面千萬別輕忽;因為這是屬於還可以控制的,有辦法去處理的。

以日本人來講,針對失智症策略,在社區做了像糖尿病般大規模的篩檢,鼓勵社區民眾一起做運動,有一些免疫治療,他們很早就會開始用。因為失智症發病跟年齡有關,有人說到80 歲,發病率可能到達 30% 了。以日本平均壽命 80 幾歲的國家,80 歲老人應該整個社區裡面很多,失智症的人比例會很高,人數會很多。

台灣現在是失智症在臨床上已經非常常見了,但是需要更

大規模的篩檢。以日本的社會現況，他們普遍的篩檢，篩檢完之後，做運動的計畫，早期的藥物介入，甚至於包括了中藥。日本人用整體的一個完整、介入性的策略去做，因為這對他們國家來講，不僅是一個照顧負擔很大，還會越來越大的社會問題。

在台灣應該以日本的經驗去做篩檢，並制定有意義的社區介入計畫，台灣目前的老人健檢項目，還要看每個縣市的經費預算，依照老人福利法，每個縣市可以在健保局所做的健檢之外，再外加項目；但不是每個縣市政府都在做這種評估，有的時候會去評估憂鬱、記憶與行為問題。

台灣沒有普遍的評估，我們的問題是，評估出來的後續介入計畫在哪裡？因為我們健保局對於失智症藥物的給付非常非常的保守，英國政府明確定義出失智症用藥的使用率，應該做為國家失智症治療的標準之一。所以，台灣即便是失智症的患者，接受失智症藥物的機會已經明顯偏低，而針對尚未成為失智的輕度記憶障礙患者，或是失智的初級預防策略，則都尚未成為一個明確的做法，政府對於失智症患者的照顧都尚未齊備，對於初級預防策略更為缺乏。

台灣失智症藥物開藥率非常的低，主要是因為健保對於失智藥物支付的標準過於嚴格。幾乎篩檢出來的失智症患者，有很大一部分都不符合健保局的標準。這部分需要整體的思考，從失智的篩檢、初級預防、二級預防與相關的治療策略，因為

這個議題未來將成為社會難以承受的照護負擔。

在台灣，儘管病人還沒有治療好，健保局的策略很像治療膽固醇，一旦檢測進步了就不再支付相關的藥物，這是很令人傷腦筋的策略。省下這些藥物的費用是否真的減少長期的醫療費用呢？這部分真的需要相當全面的政策思考。

小中風的預防

中風分成好幾類，無論發生的原因是什麼，很大部分與其影響的區域有關。在腦中風的分類中有一類稱之為「小中風」，小中風在腦子很多區域都會有，目前被認為與腦部靜脈的血流有關，小中風發生時因為範圍很小，有人是完全沒感覺的、有人是臉忽然麻個幾天、或是手忽然沒力個幾天、或是這幾天特別暈、或者是那個區域有很多的運動神經，就可能手腳會沒力個幾天，不是真的都沒有力氣，可能比較弱。在感覺的部分，可能就突然最近很暈、麻，也有可能是自律神經的問題，要看小中風在哪一個區域。

很多時候，病人回想起來都不記得。而且常常都是幾天就恢復，這樣子等於防不勝防。但是小中風的預防的邏輯，跟一般心血管的預防邏輯是一樣的。大概只能從整體的心血管的健康去做處理。一般人當有懷疑的時候，或是哪一天做了一個電

腦斷層，才發現說其實你發生過小中風。

　　能夠做的事情，就是假設哪天有機會發現有了第一次的小中風，就要去預防第二次。因為一次，通常對生活的影響可能不大，一旦累積好幾次的小中風下來，會造成明顯的影響。這種小小的、不舒服的頻率，不會讓當事人有所警覺。因為小中風是微血管的栓塞，本質上就很小，不像大腦的栓塞那麼駭人。

　　一個會栓塞的血管，其實其他地方的血管照理講可能都已經是不太健康。只是說哪一天、哪一個地方會去塞住，真的不好預期。只能說一旦有發現的時候，就要做全面性的預防。不論是從藥物、生活下手，就是要全面性的去小心提防再發生第二次、第三次。

　　一旦發生中風後，就應該去查是否有其他原因了。包含心律不整，因為心律不整會造成血流的不正常，所以常常一直會有血栓發生，這個時候就要去做一些比較積極的治療。否則這種頻率越來越高，會增加大的中風機會，而不會一直都是小中風的。

　　小中風在一般的健檢裡是找不出來，站在預防保健的立場，不會單純只管心血管或是腦血管，而是整體性的心血管及代謝的風險檢查。現在都有一些標準，一旦中過風的人，或是心肌梗塞的人，會有一個標準，血壓應該維持在多少？膽固醇應該維持在多少？血糖維持在多少？應該要知道生病的人，要

守的一個底線在哪裡。

　　每個人要有一個健康風險評估，了解整體的心血管跟代謝的風險才會知道自己的整體心血管風險，必須要積極介入預防與治療。不管你現在有沒有小中風、大中風，到最後這些心血管、腦血管的疾病，治療的標準其實還滿接近。

心血管跟代謝的風險

　　現在的概念，是不用器官去思考風險了，是用整體的個人心血管跟代謝的風險，用這個去算，只要你是高風險，就直接開始介入治療。

　　判讀一個健檢出來的報告，外國的標準，比如說有計算公式：以你現在的年齡、性別、血壓、膽固醇、有沒有抽煙等等，把這些輸入之後，可算出你的整體心血管風險，這個是全世界共同的一個策略的。

「十年內致死性心血管疾病」在心血管疾病高風險族群的發生風險

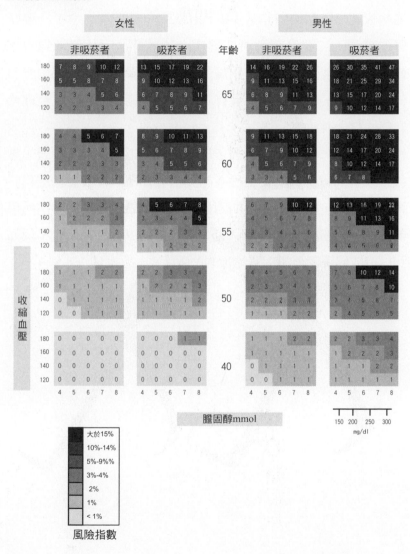

台灣在這部分，大家的習慣都是依照器官去看，所以每一個器官的學科，當然都有自己的標準，比較沒有去做全面性的風險管理。我們遇到非常多病人，去做一個健檢，拿了一疊厚厚的報告，其實沒有解決他健康上的困惑，因為他拿到的報告，上面叫他去看二十幾個醫生，這個要看什麼科、那個要看什麼科，等於沒講，因為沒有一個醫生有能力，去做完整健檢狀態的評估跟判讀。

　　坦白說，判讀一份報告，現在都要看電腦數據高、低，然後如果有高有低，就要受檢者應該去看什麼科、又看什麼科、再看什麼科，對民眾是增加困擾。醫療照顧理論上要解決病患的問題，但醫療服務的提供者，常因為醫療服務片斷化，反而可能造成健康管理與疾病治療的困難。

第四章

動則得「救」

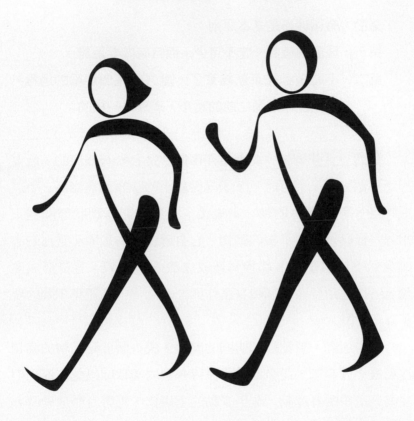

運動，有兩件事是基本原則：

第一，運動前暖身一定不可少，而且時間要足夠。

第二，不是運動結束就結束了，還必須有個舒緩的過程，
　　　如同開始運動之前的暖身，道理是一樣的。

我們一直強調說，運動這件事情，是必須有強度的，而要達到那個強度，不可能一下子就從靜止的狀態到達巔峰，所以要暖身。可是要在運動一結束後，立刻就從運動狀態回到正常，一樣必須要有舒緩的動作。心血管疾病的患者，當你的心跳突然變快或變慢，都容易造成血流的不太順，容易形成血栓，所以必須要有一個暖身動作與舒緩動作，以避免相關的現象以及受傷。

暖身運動，幫忙紓解肌肉的緊張、讓身體放鬆、增加協調性和靈活度範圍、避免抽筋、保持一定的柔軟度以免在運動中受傷。這些暖身運動，久坐少動的上班族，覺得身體僵硬時，一樣可以動一動。

13 招好學易懂的伸展運動

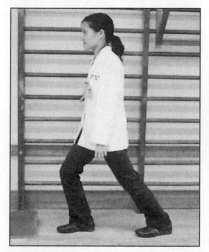

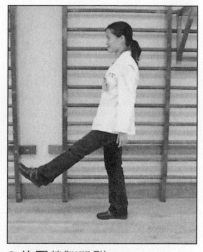

1 小腿伸展：
　站弓箭步雙腿下壓。

2 伸展後腿肌群：
　吐氣，往前抬腿。

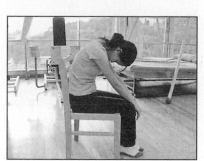

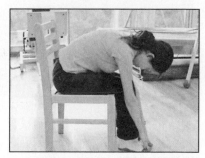

3-1 頸部及上背部向前伸展：
　　骨盆固定於椅後，吐氣、
　　向前彎，維持 10-20 秒。

3-2 吸氣，脊椎一節一節往椅
　　背伸直腰椎、胸椎及頸椎。

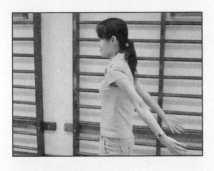

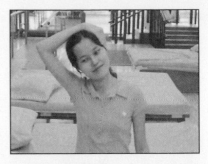

4 伸展肩部前肌肉：
　手往背後伸直向上，吸氣，
　維持 10-20 秒。

5 頸部側彎伸展：
　一手固定臀下一手帶頭側
　彎，注意對側肩膀，不可聳
　起。對側亦然。

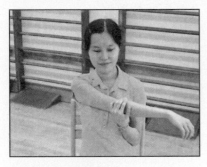

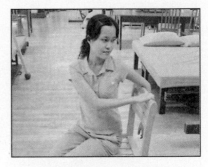

6 伸展肩部後肌肉：
　左手托右手肘向胸吸氣，維
　持 10-20 秒。對側亦然。

7 伸展後背、頸、胸、腰：
　從腰椎、胸椎、頸部慢慢轉
　到底吸氣，維持 10-20 秒。
　對側亦然。

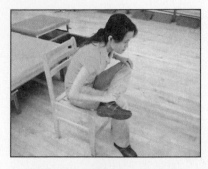

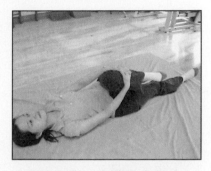

8 伸展右臀肌肉：
　　左腳擱右腿膝蓋，由臀部開
　　始上身向前傾，維持 10-20
　　秒。對側亦然。

9 伸展下背、大腿後側肌肉：
　　一腳彎曲拉向對側胸口，吐
　　氣，維持 10-20 秒。對側亦
　　然。

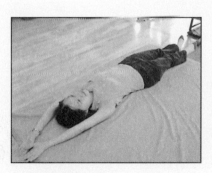

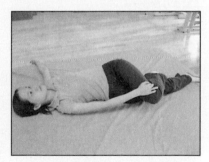

10 延長伸展：
　　伸展雙手雙腳，吸氣拉直
　　全身，維持 10-20 秒。

11 下背及臀部向側旋轉伸展：
　　屈膝成 90 度，對側腿伸
　　直，吐氣維持 10-20 秒。對
　　側亦然。

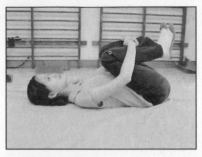 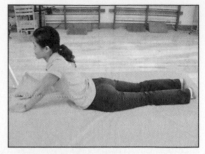

12 下背全彎曲：
  平躺兩手抱膝，吐氣，維
  持 10-20 秒。

13 俯臥背部伸展：
  手掌撐起上半身，吐氣，
  維持 10-20 秒。

資料來源：台北榮總高齡醫學中心

運動處方

　　人上了年紀，有很多身體、生理的因素，容易受傷或是跌倒，所以運動的環境要兼顧，而不是單純只管運動。從開始要規劃運動時，因為運動必須要有強度，所以要有暖身跟舒緩。再來要考量自身原有的慢性疾病，跟現有的體適能能夠承擔多少的運動量？這就必須要事前去評估。運動量如果一次過於勉強負荷，很容易造成一些不好的結果，那假設這些都準備好了，基本運動原則，還是回到 533 原則。

533 原則

　　一個禮拜運動 5 天，每次 30 分鐘，心跳要達 130 跳。

心臟 130 跳，是指正常人的狀態。但是，大家最大的爭議，就是那些有心血管疾病、或心肺疾病的人，要不要運動？那因為這些人有可能動一動會喘。長期來講，有心肺疾病的人還是應該運動，尤其維持有氧運動，可以提升他的體適能跟心肺功能，但是他的運動是比較複雜的。

最重要的是，通常針對這種病人，在健康上比較高危險的人，會先去做一個運動評估，就是你應該要做什麼項目？做幾分鐘？做哪一類別？要一個完整的運動處方，必須事前先做整體的心肺功能評估，那是可以計算得出來，你現在體能在安全的狀態之下，可以承擔到多少的範圍？所以給的運動處方，建議的內容，會在這個範圍之內，然後再去慢慢增加。

運動內容

運動一定要有一點強度，可是又不要超出自己負荷，如果自己原本就是屬於心肺疾病的高危險群，一定要先問過醫生，做過評估，這就是「運動處方」。

多半開「運動處方」的人，是復健科醫生。變成是說，即便是有心血管疾病的患者，要開運動處方，可能還要再去掛一個復健科。但也不是每個復健科醫生都做，因為運動處方有一個最複雜、最困難的就是心肺功能評估。

通常就從日常生活去評估，你大概走路可以走多遠？你能走多快？假設你可以走 300 公尺不會喘，快步走 300 公尺沒問

題的，我們可能會要求他走 300 公尺再多一點。如果這個人只能走 100 公尺，我們就從 100 公尺為基礎，倘若你沒辦法做心肺功能的整體評估，醫生只能從日常生活的運動量，建議做一些調整。

心肺功能不好的人做運動，最教人擔心。因此絕大多數做運動處方的醫生，都一定本身要懂心肺功能復健的；特別像心血管手術後的恢復，或肺部動過刀的……才會有一個類似做運動心電圖的檢測。

這類病人一開始會有一個心肺復健的測量，去測量他可以做多少量的活動？比方在跑步機上面，測量血氧，同時測量心電圖等相關事項，然後去規範、計算出病人的運動能量消耗多少？強度多少？可以承受到什麼程度？依照心電圖結果去判讀，心臟有沒有開始出現缺氧？

而這個程度計算出來，可以將它轉換成日常生活的運動內容，比如說大概爬幾層樓梯會喘？能走多遠？大概會用這個方式去做基本判斷，所以開運動處方的測量，是有難度的。且運動處方不算是在健檢的範圍之內，需要專業的醫師才有辦法評估。

環境之外，暖身、舒緩，時間、強度，這些都算運動的內容。有氧的運動對於心肺功能、體適能的效度比較好，另外是希望能兼顧到平衡感。

體適能是心肺功能、平衡感、柔軟度加肌耐力。一般鼓勵

的有氧運動，比如游泳、慢跑，快步走，是一般很常見的有氧運動；但運動時間要夠長，才會有氧。此外，一定要做一些低阻抗運動。

低阻抗運動

低阻抗，就是要有抗重力的運動，類似像舉啞鈴，可是不用舉很重，舉一個很輕的啞鈴，但是一定要讓肌肉有收縮的結果。那一定須有一個含重力的低阻抗部分，但一般人怎麼樣可以感覺到他的肌肉收縮的量是不是足夠？是不是應該運動到有「鐵腿」的感覺？感受到是肌肉覺得會痠、會痛，才算這個收縮量有達到？

一般肌肉收縮有兩種狀況的收縮，一個叫做等張收縮，一個叫等長的收縮。比如說當在舉啞鈴的時候，你會感覺到手臂的二頭肌會縮起來，那是整個連長度都縮。可是有一種情況自己就會知道，像一手這樣輕鬆舉著，跟我另一手拿個重物，可是我維持兩邊一樣高度，拿個重物這手的肌肉是不是要收縮？肌肉在用力收縮過程，肌肉的纖維卻沒有縮短。

通常會建議等張收縮和等長收縮，兩個都要做到，包含就是維持一個重量。所以講低阻抗、抗重力的，大概如果維持這種等長的收縮，肌肉根本不用真的去收縮起來，只要讓它去負重，那這樣子運動就已經可以了。但如果目的是要像健美先生

那種身材，那就是另一回事。

對平衡感特別有效的，比如說太極拳，有非常多的文獻提到太極拳，如果做足，對肌耐力跟心肺功能和平衡感都有幫助，因為蹲馬步，下肢的力量會比較強壯、足夠，減少跌倒的機會，也提升了這個平衡感。

常有婦女朋友會問：「一般的家事勞動，算不算有運動到？」有，可是強度通常不容易達到所要求的運動強度！家事雖然做起來會累人，可是家事常常因為沒有達到運動強度，所以不一定有運動效果。

每次運動的內容，應該盡量包含以下四大類。第一類是10-15分鐘全身性的關節伸展操，做為熱身運動的一部分。第二類是20分鐘以上的心肺耐力活動，例如慢跑、騎腳踏車、游泳等。第三類是10-20分鐘全身性的肌力訓練，特別是主要作用肌與拮抗肌的交替訓練，例如腹肌與背肌的訓練、股四頭肌與股後側肌的訓練等。第四類是特定基本運動能力與運動技能的訓練，此類型的訓練可以與第二類的心肺耐力活動或第三類的肌力訓練合併進行，例如網球基本動作練習或是跑者的抬腿跑練習等。

運動習慣養成的關鍵

運動習慣會不會成功的第一個關鍵，是會不會「很無聊」？

如果無聊了，很難讓人持續一直做下去；如果是有樂趣的，就會是讓人想持續去做、去「享受」的。為了健康所維持的運動習慣要與生活結合，也是毅力的一種體現，這也都是熟齡階段的人們很難達成的目標，因為此時的生活中充滿了各種忙碌，無暇兼顧自己的健康，但若能將運動習慣納入自己生活的一環才有辦法持續。

有樂趣的嗜好，不一定達到運動效果，比如大家喜歡去打球，例如打籃球，其實是激烈運動，羽毛球也是激烈運動，但是一成不變的只在舉啞鈴、健身也是挺無聊的，有決心要養成運動習慣的人，一定要知道如何跟樂趣去做結合。

然後第二是，「運動量」要到多少才足夠？還是有很多日新月異、不同的運動花招百出，但要去推估，這種強度的運動，做多久可以消耗多少熱量？長期可以增加多少心肺功能？只要達到目的就好。很多健身教練，會設計不同種類的課表，但是原則大概都是不變的。

現在很多健身房所設計的運動量，一定是夠的，健身的運動課程少說 30-40 分鐘，任何人能夠維持 30-40 分鐘持續的運動，而且又都是有氧運動，如果是激烈的無氧運動，根本沒辦法做這麼久。

肌肉的有氧呼吸

我們會發現像跑百米的短跑選手，大腿都很粗、很壯，可

以用很快的速度跑完 100 米，可是他沒有辦法用那個速度跑1000 米，因為他身上發達的肌肉，是屬於那種爆發力的，那種肌肉是短期間內的無氧呼吸。百米競賽選手，那種激烈強度的運動，血流帶來的氧氣速度是來不及補充到肌肉的，所以這些人平常就是會肌肉很強，肌肉裡面已經儲存了很多能量，可以短時間內一次爆發，全部用掉，不用等新的補充進來，可以等最後乳酸堆積，等新的氧氣來慢慢補足，把那個乳酸帶走，那是不同的運動策略。

> 　　肌肉在開始收縮運動時，會需要很多氧氣，肌肉的氧氣，是透過血液來的，如果說持續一直運動，會產生一些肌肉收縮或者代謝性的一些廢物，就須透過血流把乳酸帶走，然後補充新的氧氣，才能夠一直維持平衡。

　　跑百米的跟跑馬拉松的人，身材就長得完全不一樣。跑馬拉松的是要能夠持久性的跑，所以靠的是持續性的一個平衡，一個血液跟肌肉之間，耗氧之中的一個平衡，不是靠無氧呼吸，短時間的爆發力。

　　而熟年族群，需要做的是像馬拉松選手那一種，要的是可以長時間的有氧運動，就是要有低阻抗的這種運動。高阻抗的激烈運動，50 歲以上的年齡層，根本做不了多久。健身房所有的運動設計，可以維持 30-40 分鐘這樣一路做下來的，就不會

是無氧運動，因為無氧運動，沒有辦法能撐那麼久。

　　理論上會希望，在一個運動的計畫當中，既包括有氧運動，也包括無氧運動。因此會發現，在整個運動計畫設計中，有些是屬於比較和緩的，中間可能會有一些非常快速的動作，是在做無氧運動，可是那個時間不會長，把兩種肌肉纖維都要做同時的訓練。只是如何把這些動作併到一個完整的、好的課程裡面，以達到運動效果。

　　有一個很好的例子，也是我有參與的。雲門舞集大家都不陌生，他們所開的學跳舞課程，多半是針對年輕人甚至是兒童，基本上出發點是給對舞蹈愛好、有興趣，又能促進健康，可以不用太擔心年輕人有什麼疾病的因素、生理因素。可是雲門也開一個熟年的舞蹈課程時，曾經與我共同討論與研發，雲門需要知道怎麼評估熟年族群的體適能？要注意什麼？如何設計暖身與舒緩的動作，甚至於是對運動傷害的預防，這是安排熟年運動課程的必須事項。

　　所以如果說在健身房開設的課程，是給一般年輕、健康的人來講，基本上沒有問題，那是娛樂、運動的一環。但是有比較偏治療性的話，就必須要靠所謂的物理治療。

物理治療

　　物理治療簡單說，就是有一類是屬於被動式的，人被動的接受儀器的治療，例如電療或是紅外線等等，其目的絕大多數

在於緩解疼痛，或是促進循環以加速排出所堆積的乳酸，這一類的治療多屬特定區域的症狀緩解；另外一類是主動式的運動，最好的例子，你會發現王建民開完刀，除了休息之外，他還慢慢把各個不同的肌群訓練回來，訓練回來之後，再訓練協調性，還要再訓練耐力，他才有辦法達到最完整的運動技能表現。而我們一般人也是一樣，無論是因為疾病或是退化所造成的肌力下降，想一下回復良好的運動表現是很困難的，因此，也須要循序漸進的加強肌肉的訓練以及運動能力，方能有效的達成治療的目的。

對於熟年的健康也是一樣，以熟年族群現在健康狀況來講，功能缺損在哪一個部分？肌肉整體的收縮力量，跟身體體能的表現，應該在哪個層次？必須要依照他的狀況不同，去先做各個肌群不同的訓練。

很多時候，因為人老來，如果是因為疾病，健康狀況沒有那麼好，通常要靠醫院來做這樣的物理治療，就沒有辦法到健身房去做。

肌肉是這樣在退化的

人在老化的過程當中，肌肉群持續退化，有某些肌群特別

容易退化的，比如在肩關節、髖關節跟腰等地方，人是站著的，老了之後，除了骨質疏鬆，比較有點駝背之外，會發現大腿也是彎的，他整個就是傴僂，為什麼？

因為肌肉力量退化掉，人的肌肉都是一正一反的，當你要往前傾的時候，就是前面腹肌收縮、後面背肌放鬆，就會這樣子，那倒過來就是相反。這雙手，二頭肌跟後面的三頭肌，關節一動一邊收縮一邊就放鬆，反過來要伸回去，這邊要收縮、那邊要放鬆，很多肌肉都是這樣相對應的。

當在訓練老人的時候，希望他去做的運動類型，是屬於比較等長，意思是不用真的收縮起來，可是希望能維持力量、能撐得住的，例如手拿啞鈴維持在一個固定角度，此時肌肉沒有縮短，但因為要抵抗啞鈴的重力，肌肉就必須要持續收縮，這時的收縮便是等長收縮。

一般熟齡的人，不論是健康或健康稍微有狀況的，做法會有點不同，通常對於心肺功能比較不好，或是有一些疾病狀態的，會以優先做肌肉等長、能負荷重力的為主，先不去做比較激烈的收縮的這種運動。

再比如人老為什麼會呈現傴僂的體態？為什麼肩膀會前傾？前面提過肌肉多半是都有一前一後的對稱性，所以手肘可以彎曲也可以伸直，那是因為肱二頭肌與三頭肌之間的平衡運作，一個收縮時一個就放鬆。然而，若這樣一組的肌肉不平衡的話，將會導致姿態的改變，老化過程中因為肩膀後側肌肉力

量相對不足了，所以前面這邊力量比較大，會收縮起來，人就會變成往前傾。

人老了下肢會彎彎的，髖關節跟膝蓋會逐漸彎曲，道理也一樣，對所有上了年紀人的訓練，正反兩邊的肌肉都要訓練，兩邊的力量要有平衡，才有辦法維持直立，人才會站得直，不會有傴僂的老態。就一個好的運動器材的設計來看，要有低阻力的，正反兩邊的肌肉都要訓練。最常訓練的有幾大關節處，就是：

※ 肩關節，是很容易退化的部分。

※ 髖關節、膝蓋、膝關節，為了要訓練這個腿的膝蓋要直，會去一直訓練股四頭肌，前面跟後面，所以有一些踢腳的運動。

比較特殊的是滿多老人家去做髖關節的運動，醫師會特別請病人坐在椅子上，腳可能要練習往外撐開，訓練這個股關節。先往外撐開，還要往內夾，就是兩邊的肌肉都要訓練足夠的力量。

日本開發出一套器材，針對老化容易退化的肌群進行訓練，讓老化所造成的肌肉退化訓練回來，成效相當顯著，讓原本必須推輪椅走路的老太太變得健步如飛，便是將逐漸退化的肌肉力量重新鍛鍊的結果。

日本還將這類器材，放到一般老人專屬的活動中心、運動中心去用的，使之成為日本老年民眾健康促進的一環。台灣現

在政府都會設運動中心，鼓勵民眾去運動，但也只用一般的運動原則去思考，如果考量到退化的部分，其實應該要配置一些不同的設備。

前面我們提到肌少症，過去的研究是說，如果你從 20 歲算起，到 70 歲的過程當中，那個骨骼肌，肌肉的量，總量掉了40%，而且，研究也指出老年人若臥床 10 天不動，其肌肉蛋白合成的速度將下降 30%，而因為住院所導致的 3 天臥床將使老年人的瘦肉組織減少一公斤，這是很顯著的流失，而且最困難的是，補不回來。

> 肌耐力不足了，走路就會慢。加上肌肉如果過度流失的時候，傴僂的樣子就顯露出來了。如果訓練得好，走路速度也可以走得很好，老態表現就比較少。

台灣醫學美容很發達，商業過度包裝強調之下，導致大家只顧外表，看起來不老就行了。健康的部分呢？著重疾病的預防、照顧部分呢？你生了什麼病？這個病怎麼診斷？怎麼治療？這些維持身心健康的一些措施，要有科學化的處理方式，在台灣做這件事情，是沒有任何人會支付諮詢費用的。

一般民間，就算有心付錢自己去做運動，健身教練其實也是需要一些證照，教練設計的這些運動課程，也不是針對老人去處理的；或者是說，在預防老化的過程都未必學有專精，那

更不要說去針對肌少症去做防範了。如果你要把熟年開始的健康這一塊做到好，是整個社會氛圍的問題。

　　一些熟年以上的運動設備，在日本是常規，社區的老人服務中心就有的，就歡迎老人家有空就來這裡運動一下，做一做。健身房在台灣，是一個社交場合。是運動沒有錯，還有一個很重要是社交的功能，尤其是針對熟年或是老年人去做運動的中心更少。

　　政府做了很多的公衛措施，要找老人出來運動，可是不容易。有些老人家喜歡去跳土風舞，那是因為包含一些樂趣跟社交功能，因為可以跟朋友聚在一起。那若是真的把這些人叫出來，做一個有系統性的運動，台灣目前也欠缺那個環境，除非社會人口老化到一定程度，那個環境氛圍自然就會存在。

　　一般健身房，甚至不做熟年或老年人的，因為他們很怕這個族群會在運動當中出事。雖然台灣這個市場是非常有需要去經營的，需要系統性好好去做。至於現行健身房的那種功能，在做的運動，對熟年來說，一般是做不來的。

　　以台北市來講，現在政府在 12 個行政區都設運動中心，也不見得這些熟年一族就會來用，還是要透過動員、宣導。這當然都比沒有好，也算是一些開始。

運動前後該怎麼吃

運動前後的飲食的問題，糖尿病的患者特別要提出來叮嚀：糖尿病要運動，可是運動期間會熱量消耗，會低血糖。所以糖尿病患者第一個要注意的是運動的量、跟低血糖症狀一定不能掉以輕心，隨身帶著食物、糖果、餅乾，這個是必須的。對一般人而言，就算沒有糖尿病，低血糖風險還是有，小點心還是帶著。

運動前後的飲食，基本上內容沒什麼限制，但是重點是要看你個人腸胃習慣的狀況。一般來說都不會吃完飯立刻去運動，因為東西還在胃裡面，如果激烈運動，可能就會吐。也不會要人運動完之後，就去吃很多的東西，因為基本上所有的血液還集中在肌肉的時候，大量的食物攝取到胃裡面去，那是不消化的。

所以通常會建議：

> 運動前後的飲食，要間隔時間，重點是，要讓任何一個器官的功能，有一個運作的時間。
>
> 比如說血液到肌肉，要等到它舒緩回來，回到正常狀態才去吃；同樣的，剛吃完東西，要讓它慢慢已經消化，開始回穩了，再來做運動。

製造運動機會

運動要有效的話，一定要跟生活作息能夠配合才會有效，現在人專門找時間去運動，機率太低了，去健身房是去交朋友的，不是真的去運動，所以一定要跟生活習慣配合。

比如說搭公車或搭捷運上下班，提前一、兩站下車，就是給自己的生活製造運動機會；比如三、四樓以下，就是不坐電梯，給自己製造機會；在這一點一點當中去增加運動量，這樣子的做法，會比較有可能持續、長期執行。只要改變這個生活習慣，其實要達到製造運動機會的目標不難，如果下班後不急著回家，提前一站甚至兩站下車，稍微快步一點走回去，其實那個運動量若能維持，長期下來還是有其效果的。

別小看利用上下班時步行一兩站距離，如果把一天要有幾分鐘的運動量切成幾段來完成，上班加下班這兩段已經差不多了。

如果利用午休的時候，再上下樓梯運動，這樣一整天加起來，那一天要有 30 分鐘的運動量，可能都綽綽有餘了。要這麼做才有辦法，否則要等有個 30 分鐘空檔，再來做做運動，基本上很難做得到。

爬樓梯的部分，如果偷懶只往下走而不往上爬的話，結果當然不好。往下走跟往上走，對心肺的耐受力是不一樣的，做運動是要提升心肺耐力，就一定要有一些低阻抗，爬樓梯也是一樣，往上爬是大腿去承受這個阻抗去踩，是對抗重力的運動，往下走，是肌肉一直在調整緩衝，肌肉使用的狀態不一樣，而且沒有抗重力的阻抗型運動，效果沒那麼好。往下走對膝蓋來說很傷。

　　「傷」的意思是有些研究說，下樓梯的時候，膝蓋軟骨的一個單位面積，承受的壓力、那個重力，大概是你體重的 4 倍。平均下來，就是用下樓梯這種方式，體重雖然沒有變，可是膝蓋軟骨單位面積，那隻腳在那個時間點，那一剎那之間承受的那個力量，可能會加速軟骨的退化。低阻抗運動，還有一個做法，比較簡單好做就是去水裡面走路：

　　　　就算不會游泳，去游泳池裡面走路都好，因為那是有阻抗的，要抗重力的。

　　　　水裡走路這件事情，就算不會累，還是能達到會喘的感覺，而且在水裡面走，對膝蓋比較好，水有浮力，這樣膝蓋承受重量比較少。在水裡要往前走，肌肉要用很大的力量去阻抗，所以去水裡面走路，是好的運動。

爬山的話，緩步上坡是好的，下坡一樣會面臨到對膝蓋不好的問題。如果覺得自己膝蓋不好，就多走平路，但是要走快一點，單純的散步，沒有達到心跳 130 下的感覺，還是沒有到運動的效果出來。

　　走平路，去運動場走也好，但是要走得稍微快一點，有的人可能沒有辦法跑，那走得稍微快一點，走到有那種一點喘的那種感覺，其實就可算已經達到要的運動效果了。

　　運動這件事情，要能養成習慣的話，本身要有樂趣，否則很難持續。像爬山，就多了一些親近大自然、登高遠眺的樂趣，比起在健身房裡待在器材上面一直走，或是在運動場一直走，多了一些野外的樂趣，所以爬山不單純是為了運動，還有些休閒的味道，意義不太一樣。

第五章

慢性病用藥之外

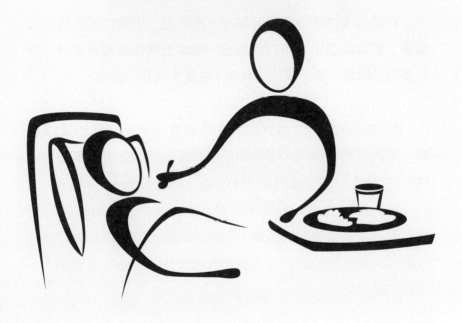

在進入慢性病治療的時間點，應該是「治療性的生活方式調整」都嘗試過了，不行才給藥。基本上慢性病是不會好，所以要做的事情，是「預防」發病，或是「減緩」發病。

相較於癌症，心血管疾病在疾病發病初期，滿容易被忽略，因為這是慢性病，不像癌症或其他急性病的衝擊那麼大，廣義的心血管，指的是「心血管」跟「腦血管」。

因為癌症對人的心理衝擊是大的，而且是台灣最大的死因，所以大家都會聞癌色變，對癌症篩檢相對很在意的。可是心血管疾病是悄悄的來，各個心血管的風險，是慢慢增加的，不會一蹴即成。

治療性的生活方式調整

很多民眾都會說這些檢驗數值高一點又沒症狀，不必過於擔心。但是，就算膽固醇高一輩子，除非到血管堵塞或是心肌梗塞那一天，常常也沒感覺，所以比較悄悄來的心血管疾病，

容易被忽略，除了定期篩檢與管理危險因子之外，幾乎沒有什麼好方法。

　　針對熟年的歲數來講，標準應該是非常嚴格的；標準的嚴格，跟用藥是兩回事，個人自己的預防保健方法，才是關鍵。即便你目前沒有心血管疾病風險，單就是膽固醇高些，也應該採取比較積極的策略，總不可能等累積到再多兩、三個風險出來，你再去做處理，所以還是要定期去做檢查，而且檢查出來要採取適當的介入。

　　除非醫生下診斷是隨便下的，有些病人會說：

　　「我高血壓好了。」

　　「我糖尿病好了。」

　　基本上這兩種病不太可能由哪個醫生「看好」了，有可能是過去的生活方式欠佳所導致，只要在三個月內積極的調整，很多時候病患的狀況可以大幅進步，而延後真正發病需要藥物治療的時間。

　　依照糖尿病診斷標準，一個人隨機抽到兩次的血糖不正常，醫師會說：「是糖尿病！」雖然依據定義，是糖尿病沒錯；可是並不代表，就「應該開始」吃藥！

慢性病，一定先要有 3-6 個月緩衝的生活調整，一定要積極的先去做，這叫「治療性的生活方式的調整」。

這是治療性的，所以你要算熱量，要運動，等這些都做完，還沒有達到標準，那時候才用藥。

為什麼說糖尿病或是高血壓，後來就治好了？

那是因為給藥時間給得早，然後生活飲食管理做得比較好之後，才降下來。換句話說，在進入慢性病治療的時間點，「治療性的生活方式調整」都嘗試過了，也都失敗了，才開始給藥。

延緩先天慢性病體質的發病

如果真的有先天慢性病體質，假設這一輩子真的會發病的話，無論如何，都要想辦法去延後疾病的發生。

通常發現，以男性來講，四十來歲，四五十歲這段時間，常常是這些慢性病發病的年齡，一方面是年紀，差不多健康風險多會在這個時候開始作亂，二方面是不太關心自己的身體健康。

不太關心很多時候當然是工作忙，而且不覺得身體有問題，但是因為心血管毛病本來就是悄悄的來，即便是有做健檢，對於報告，不過就是朋友同事間互相拿來取笑而已：「你哪

項很高、我哪項很高，怎麼會高成那樣子……」可是生活作息、飲食習慣，笑鬧過後，也都沒有改變。

以台北市來看，到什麼年齡的時候，才開始比較規則的去做健康檢查？退休之後！像健保局推動成人健康檢查，40歲以上，跟65歲以上老人健檢，使用率差很多。成人健康檢查的使用率很低，因為大家都說沒空；然後等退休了，老人健康檢查的使用率就高，可是往往這個時候該發病的也發病了，疾病已經產生影響，干擾健康了。

> 勞累這件事，會讓自律神經失調，會容易心律不整，壓力也會增加心律不整的機會，讓血液會比較黏稠，血管特別容易塞住。
>
> 本來是動脈比較硬化的人，因為疲倦的關係，血壓沒有控制好，熬夜血壓會再上升，更心律不整，一下子血塊就塞住了。所以很多過勞死的人，在國外的研究，有70%做死亡後的解剖，死因是心血管疾病。

吃安眠藥的理由

睡眠基本上在年紀越來越大的時候，睡眠的需要的狀況，是因人而異的。當然坊間會有很多人說：「我一定要睡滿8個小

時以上，才能算有飽眠。」

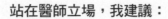

站在醫師立場，我建議：

睡眠是每個人，依個人體質不同而不同，所以重點不是在於你至少一定要睡幾個小時，而是你睡眠的品質好不好。

雖然目前國民健康局建議一天7個小時的睡眠，但民眾無須被這個數字所迷惑，重點是自己的睡眠品質與疲倦消除的感覺。

評估睡眠充足與否最容易直接感覺出來的，就是白天累不累？如果會，意思就是說，你就算睡眠時間很長，可是你的睡眠品質不好，隔天還是非常疲倦。因為老化，人慢慢變老之後，在睡眠型態上當然也會有一些轉變。

睡眠的時間會提早

雖然提早睡覺，可是睡眠的時間，是縮短的。所以老人家會早睡早起，然後中間的睡眠會比較片段，深度比較淺，這是老人家共同的一個睡眠特性；所以我們常會看到老人家坐著坐著，就打起盹來睡著了，可是很容易又醒過來，人老了的睡眠就是這樣子。

第一件要了解的事，是要依照他個人的體質，去找出最適

合的時間睡覺，不一定要在怎樣的時間才是對的。第二件就是要去想一下，吃安眠藥的理由是什麼？

當一個人睡不好，可是認真探討他睡眠的狀態，很多時候是晚上 7 點就睡覺，然後半夜 2 點起來；其實算起來他也已經睡了 7 個小時，一點都沒有失眠！問題是他睡眠時間太早，2 點起來的問題是在於說：凌晨 2 點，大家都正在睡覺，他沒有辦法跟現有的生活去結合，很困擾。

所以這時候，就必須慢慢去調節睡眠時間。他是可以睡 7 個小時的人，根本不需要吃安眠藥，有很多人是因為半夜 2 點起來，更深人靜的，不知道要怎麼等到天亮？所以又去吃安眠藥。

遇到這種情形，應該是慢慢把睡眠時間往後調，然後試著在清晨的時候，至少天亮再起來，可以去做運動、散步、澆花……很多時候聽到熟年朋友抱怨：「有年紀了，越來越容易失眠。」所謂的失眠，只是睡眠的那個時間，跟時鐘不能配合，並不代表他真正的失眠。這時醫師看診要問清楚，患者也不要認為這樣子就要去吃安眠藥，因為這是習慣問題，可以調整。

中斷睡眠的夜尿

人年齡大了，睡眠很自然的「熟睡期」會比較短，這跟老化有關，而且中間會起來上廁所。這很容易讓人抱怨：「睡眠被打斷，很難一覺到天亮。」

人在老化的過程當中，會發現年輕的時候，幾乎不用晚上起來上廁所，可是年紀一大，大部分男女都會半夜必須起床如廁，主要的原因，撇開攝護腺的問題先不談，單純的老化，就會使得腦下垂體的抗利尿激素分泌時間改變。常就是白天的尿不多，晚上的尿很多，也就是說一天 24 小時的尿總量不變，可是移到晚上去解放了。有時候很嚴重的病人，醫師會用抗泌尿激素藥物補充。

　　但有些人是屬於膀胱過動，一般正常人可能膀胱的小便量，要累積到好比 300cc 的時候，會覺得要必須去上廁所了，可是膀胱過動患者，膀胱很敏感，幾乎是 50-60cc 尿量，他就覺得非上不可。這種人幾乎晚上會很難睡，每次起來尿的尿量都不多，所以一般區別的方式是這樣：

　　如果你都是夜尿，晚上要起來上廁所，醫師會從尿的量跟次數去判斷：如果次數超過了 3 次，那就是說你每次的尿量其實都不多，照理講應該不會這樣子就醒過來了，這個就是必須藉由醫療去處理的。

　　正常狀態，或許一夜可能是要起身上廁所 2-3 次，每次夜裡的尿量都很多，可能要想辦法從生活上調整。因為老化造成的腦下垂體功能變化，是沒辦法去調整的，但是你可以從習慣上調整，盡量在白天喝水，維持一整天的飲水是正常的。

　　一般人只要做幾件事情：

盡量把該喝的水在白天喝，不要晚上的時候，再去喝很多水。因為老來正常排尿狀況，就是晚上會比白天多。

晚上起來上廁所對於老人家來講是正常的，這幾乎是無可避免的事情，問題是次數多寡。醫療上一夜可以接受的大概是 2-3 次。但如果已經困擾睡眠品質，可能還是必須尋求醫療的協助。

半夜抽筋問題

有些人身體不好，夜裡睡覺會腳抽筋，使得晚上睡眠品質不好，很多人會去吃很多藥，可是絕大多數的抽筋，都沒有特定原因。

每個人都有一個自己的生理時鐘，夜裡的體溫本來就會比較低，再加上氣溫通常也比較低，年紀比較大的人，本來就是血液循環比較不好，所以到了肢體末梢的血流，會比較不夠。這就像沒有暖身，直接跳進游泳池一樣，會很容易抽筋。這種半夜抽筋，若用藥物去解決，幫助不大，多半是些肌肉鬆弛劑或是長效型的安眠藥物。一般來講，會建議在睡覺之前，多做一些伸展跟拉筋的動作，然後穿襪子保暖，以保持充足的血液循環。

因為冬天晚上半夜腳抽筋而求助門診的病患不少，有些人

抽筋很嚴重，但白天就還好，不太抽筋，都是晚上睡著以後抽筋。所以要防範半夜抽筋，睡覺前做適當的拉筋、伸展、保暖，是能減少因為抽筋而影響睡眠的品質。

比較常影響睡眠的是這些因素，要睡好覺，重點在盡量維持一個好的睡眠品質，睡眠品質是件比較難處理的狀況，即便給安眠藥處方，是可以延長睡眠時間的，可是很難去改變睡眠深度。睡眠主要還是在「睡眠品質」和「調整睡覺時間」，算一算睡著的時數差不多，就夠了。

飲食的過與不及

對慢性病患者來說，飲食常常是一個很大的困擾，因為不同的慢性病，醫師所建議的飲食調整，幾乎都會有很多的不同，尤其是不只一種慢性病上身時。除非你是某幾個疾病，實在是非常的嚴重，必須要有非常嚴格的治療性飲食控制，否則絕大多數的飲食，講求均衡即可。

慢性病患者要注意的是飲食的內容，營養素的均衡，因為有非常多的病人，擔心膽固醇高或是什麼尿酸問題，肉類都不敢吃，反而造成維他命 B_{12} 的缺乏，體重的下降。特別是老人家，突然間體重下降，是一個不好的徵兆。

除非是已經很嚴重的腎臟衰竭，對鹽分跟蛋白的限制就必須比較嚴格；或者是很嚴重的心臟衰竭，對鹽分的限制要錙銖

必較；尤其是糖尿病的患者，在飲食的控制上，當然有很多技巧。可是有個基本原則，先從總熱量著手，然後要求均衡。

如果身上就有三種慢性病，把每一個疾病的飲食建議全部攤出來看的時候，是會有問題的，會發現幾乎沒有什麼東西可以吃了。所以建議必須要找一個營養師，整體性的給予建議。

很多時候很多狀態的慢性病，已經不是靠飲食控制就可以解決的。比如血糖比較高、膽固醇比較高等，即便是完全吃素的出家人，也還是有膽固醇高的。

正確說法應該是：

> 血液裡面的膽固醇，跟你的飲食、還有身體的新陳代謝，是有關聯的。並不是說在食物上做到嚴格把關，就可以達到完全的疾病管控目標。

「飲食」、「新陳代謝」要兩個合起來看，如果說真的是沒辦法兩全，還是要建議：比如說以紅肉來講，紅肉並不是只有膽固醇，還有動物性的蛋白、還有維他命 B_{12} 等等營養成份，不能只說為了膽固醇，那紅肉都不要吃了。其實關鍵，在份量多寡的問題。

如果飲食控制真的達不到疾病停損的目標，那該用藥物控制就遵從醫囑。主要是現在這個時代，對於三高的要求水準非常嚴格，但 75 歲以上的老人，他的三高的控制標準，必須要跟

有這方面專業的醫生，去達成共識。

年過 50 歲之後怎麼吃，已經不能再跟年輕時候的標準一模一樣，首重均衡營養，控制總熱量，真的沒有辦法靠飲食控制，就得用藥物了。

有些慢性病患者，就是因為過於多慮、非常嚴格的這不吃那不碰，造成飲食不均衡，真的不是好事。有研究指出，正常狀態下，不是因為服用降血脂藥物而膽固醇低的老年人，死亡率反而比較高。

老人家的正常膽固醇，在沒有吃藥的情況下，低於 160mg/dl 的，醫師會說他：「屬於營養不良的範圍，可能會在遭遇急性病時，身體反應能力會不夠。」所以其實該在意的，是飲食均衡問題，低膽固醇也不一定是好事，尤其是在於老人。當他反應出營養狀態不好的時候，哪天生了一場急性病時，就會沒有辦法支撐了。

醫囑該怎麼聽

慢性病患者遵照醫囑的困難，有一部分是來自於醫生，因為慢性病患看了太多不同的醫生，光是開出來的藥物總類數量就很可觀。如果病人服藥時又不小心，有的藥是飯前吞的，有的是一天吃一次，有的一天吃兩次，有的八小時吃一次……然後再加上醫師又交代說，某種藥和某種藥要間隔多少分鐘才可

以再吃，那病患幾乎整天都在吃藥。

　　在遵醫囑的部分，比較好的做法，真的必須要建議他找比較可以統合醫療與照護目標的醫生。不一定是完全把你的病，都去找他看，因為大部分慢性病長期看診，講究的是醫病關係。

　　如果你是跟某幾個醫師已經很多年了，也覺得疾病治療得還不錯，但是當你遇到用藥困難的時候，必須要找這幾個醫師當中的某一個，或者是你必須要找另外一個有能力去處理這個藥物問題的專科醫師，給你建議；否則假如是服用多種藥物的慢性病患者，光是拿出來照表操課服藥，幾乎是沒有辦法遵醫囑按時吃藥的。

　　這是一個慢性病人服藥問題，是民眾很難去自己做整合的，只能說當有這個困擾的時候，要去找一個醫師，給病人一個明確的建議，同時也可避免用藥過度，或不好的交替副作用產生。

寫在最後

老化一直是人生一個無法避免的挑戰，需要正面以對。

熟年的階段，是老齡生活時的關鍵，常有很多老年病人感嘆說：「年輕的時候不知道會這樣。」這就是最大的問題所在。

通常年輕時候，對於健康管理的概念薄弱，就算有心從事健康檢查，也不知道結果要如何解讀與管理，這些都與未來退休後的健康狀況息息相關。

除了慢性病的管理之外，老化對於身體還有各式各樣的挑戰，很多民眾期待能有一顆「魔術子彈」（magic bullet），只要一服用就可以一切解決，在目前這還是無法預期的事情。肌肉量的下降，也須要靠營養補充與運動來回復，也不是一蹴可幾的事情。

2011 年，在一篇非常重要的醫學研究報告指出：老年人的走路速度，可以精確的預測 5-10 年間的死亡率；而之前的研究也發現，走路速度的下降，也可預測認知功能的下降，是可以預測失智症的發生。

這些指標都是傳統的健康檢查沒有帶入的，所以我們若看

重的是「遲延老化」的發生，就必須要選對方向去做健康的管理。只要能遵從世界衛生組織的「成功老化」方向去進行，能夠做到「維持身體功能」、「維持心智功能」、「預防疾病」並且「享受生活」，其實年齡，真的只是個「參考數值」。

國家圖書館出版品預行編目資料

成功老化 / 陳亮恭作. – 初版. --
臺北市：大塊文化，2011.09
面 ； 公分. -- (Care ； 12)

ISBN 978-986-213-273-9(平裝)

1.老年醫學　2.老化　3.中老年人保健

417.7　　　　　　　　　　100015687

CARE

Good Care ,
Good Living

CARE
Good Care ,
Good Living

CARE
Good Care ,
Good Living

CARE
Good Care ,
Good Living